체온을 올려 **면역력**을 높인다!

매일 생강 생활

감수
Hirayanagi Kaname

요리
Niiya Yurie
Imaizumi Kumi
Oda Makiko
Pan Wei
Hatta Maki

촬영
Tsushima Kazutsugu
Okamoto Manao
Kawaura Kenji
Kumon Miwa
Nakamura Jun

스타일링
Fukagawa Asari
Kubota Tomoko
Shinozaki Takako
Fukusen Kyoko

디자인
Igarashi Mei(WONDERFUL)

편집장
Imada Mitsuko

편집 담당
Shiga Sonoko

매일 생강 생활

오렌지페이퍼 엮음
히라야나기 가나메 감수
이명희 옮김

아오

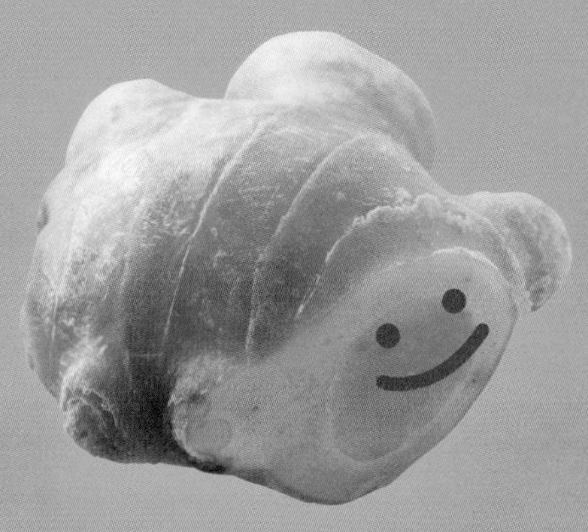

매일 생강 생활을 즐겨야 하는 이유

'생강을 먹고 몸이 후끈후끈'해지는 경험을 한 적이 있는가?
생강은 온몸의 혈액 순환을 좋게 하고 몸 깊숙한 곳부터 따뜻하게 해준다!
또한 면역력 증강과 다이어트, 감기, 위의 통증 등 질병 예방에도 좋다.
이렇게 우리 몸에 좋은 생강을 거부감 없이 맛있게 먹을 수 있는 레시피를 모았다.
오늘부터 당장 '매일 생강 생활'을 시작하여 생강의 힘을 느껴보자!

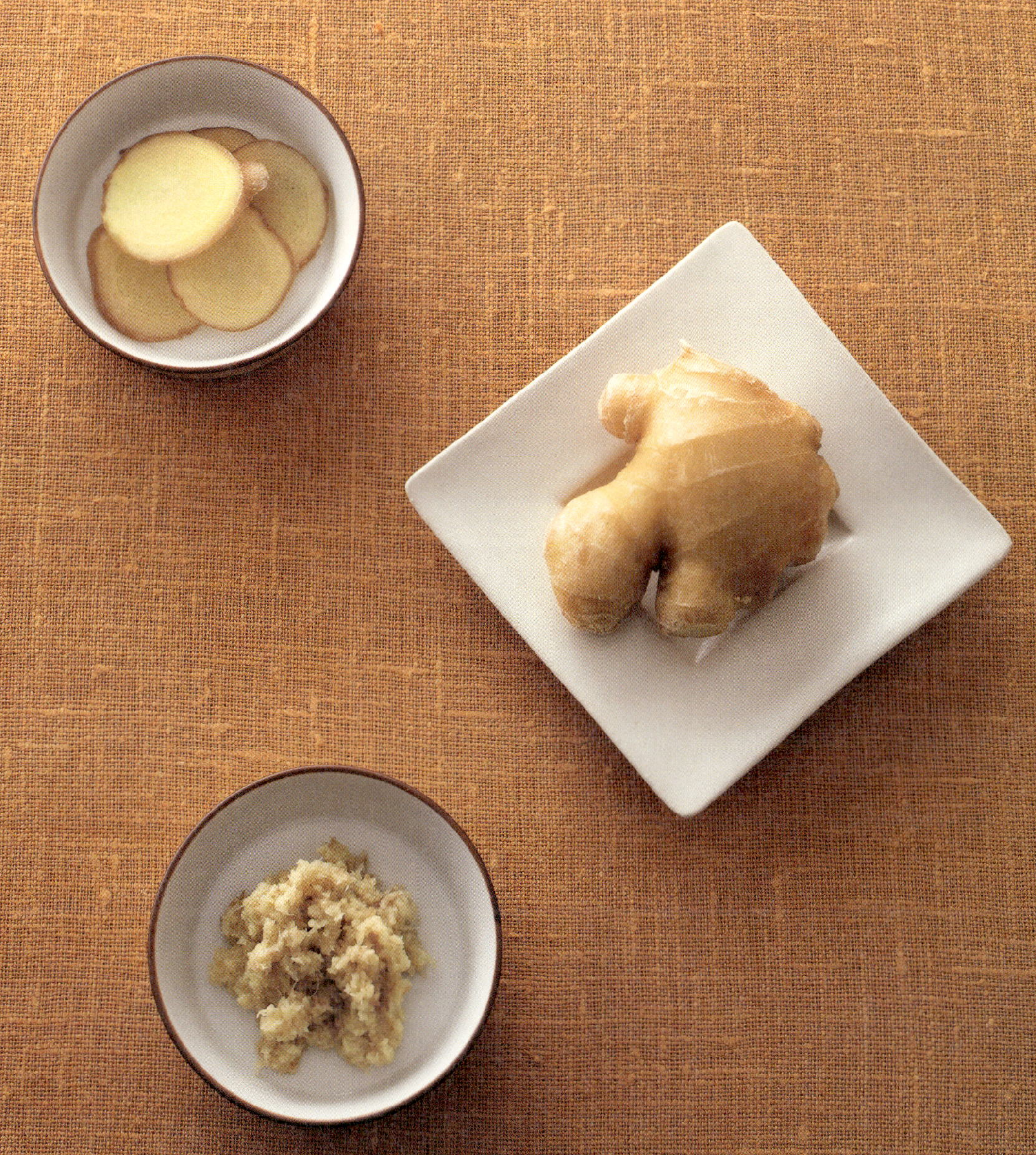

Contents

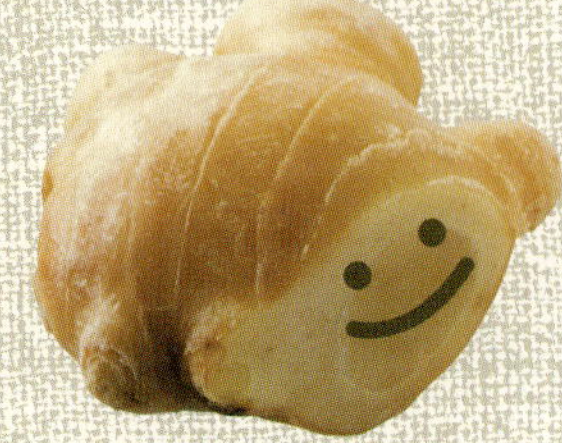

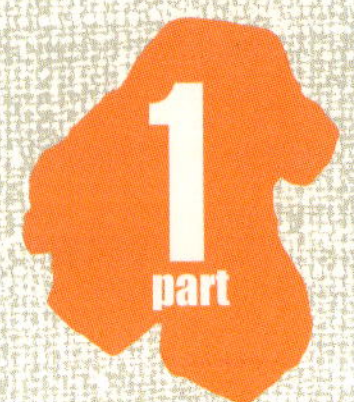

1 part
매일 아침 음료 한 잔으로 체온을 올린다
생강이 들어간 드링크 & 수프

2 part
살이 잘 찌지 않는 체질로 바꾼다
기본 메뉴에 넣는 생강

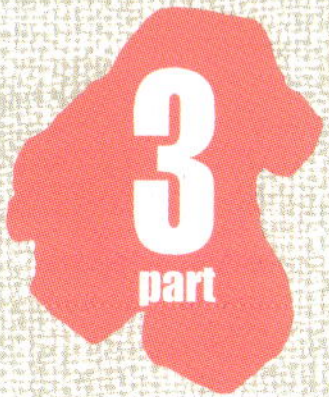

3 part

활기차고 가벼운 오후를 위해

만들어둔 생강소를 활용한 런치 메뉴

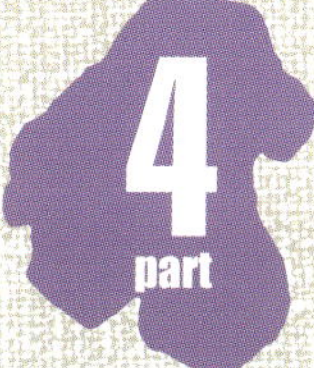

4 part

면역력을 향상시켜 병이 낫는다

생강을 약선 요리로 먹는 법

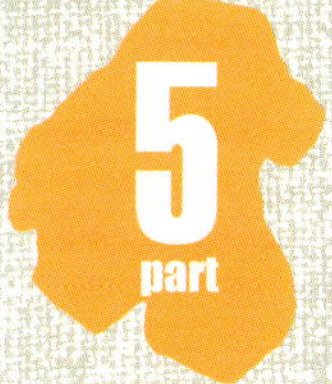

5 part

먹으면 약이 되는 생강을 맛있게 먹는다

생강으로 만든 웰빙 간식

column

생강의 즐거움을 알 수 있는 칼럼

- 본문 중의 큰술은 15㎖ 작은술은 5㎖, 1컵은 200㎖, 1cc는 1㎖이다.

- 재료표에 나오는 육수는 가다랑어포와 다시마로 우려낸 것이다. 시판용 육수의 경우는 겉봉투의 표시대로 끓인 물에 넣어 사용한다.

- 전자레인지의 가열 시간은 600W를 기준으로 한다. 500W는 1.2배, 700W는 0.8배를 기준으로 가열한다. 또한 기종에 따라 다소 차이가 날 수 있다.

- 오븐토스터의 가열 시간은 어디까지나 기준점이므로 상태를 살피면서 가열한다.

생강은 이렇게

생강은 맛과 향이 강해 요리에 조금만 첨가해도 믿기 어려울 정도로 놀라운 힘을 발휘한다. 알면 알수록 생강의 다양한 효능과 적당한 가격에 손쉽게 구할 수 있는 이점 때문에 매일 요리에 생강을 사용하고 싶어질 것이다!

생강이란 ..

열대 아시아 원산의 생강과의 여러해살이풀. 식용으로 사용하는 것은 뿌리 부분으로 향 성분은 약 50종류. 매운맛 성분은 약 250종류나 들어 있으며 향미가 풍부한 식재료다. 한국과 일본, 중국 등의 동아시아에서는 주로 생으로 요리나 과자 등에 사용하지만 미국이나 유럽 등에서는 일반적으로 파우더 상태로 가공한 것을 향신료로 사용하는 경우가 많다.
생강의 생장에는 따뜻하고 적당히 습기가 있는 기후가 적합하며, 중국, 대만, 인도, 태국 등에서 많이 생산된다.

*흔히 볼 수 있는 타입(오른쪽 사진)으로 갈색 껍질에 단단하고 특유의 자극적인 매운맛이 있다. 이 생강은 맛과 풍미가 더욱 강해지는 가을에 수확한 후 땅속에 저장했다가 출하된다.
한편 초여름에 나오는 껍질이 하얗고 부드러운 생강(왼쪽 사진)은 개운하고 상쾌한 향을 살려 초밥용 생강절임으로 사용되고 있다.

*우리 몸에 좋은 성분은 매운맛에 들어 있기 때문에 연중 출하되는 생강이 여름에 출하되는 생강보다 몸에 좋은 성분이 풍부하다.

1 냉증을 없앤다!

몸이 차가운 상태가 계속되면 생리통, 변비, 부종, 두통, 요통, 어깨 결림 등 여러 가지 만성적인 질병에 걸릴 수 있다. 냉증은 만병의 근원이다. 생강은 '냉증을 없애는 가장 좋은 음식'으로 불릴 만큼 냉증을 없애는 힘이 뛰어나고 무엇보다도 손쉽게 구할 수 있다는 것이 장점이다.

생강의 매운맛 성분이 냉증을 격퇴

생강을 먹으면 몸이 서서히 따뜻해지는 것은 매운맛 성분인 쇼가올(shogaol), 진저롤(gingerol) 때문이다. 쇼가올은 혈관을 확장하고 혈액 순환을 좋게 하여 몸을 따뜻하게 해준다. 특히 심장에서 나오는 혈액량을 늘리고, 가슴이나 배 주변의 혈액 흐름을 좋게 함과 동시에 손발 끝의 말초혈관까지 충분히 혈액이 돌게 하여 몸을 따뜻하게 해준다. 또한 생강은 여성의 냉증 제거에도 손색이 없다. 배 주변을 따뜻하게 해주어 여성 질병을 완화해주는 효과도 기대할 수 있다. 진저롤은 날것이라면 살균 등에 사용하지만 가열하면 일부가 쇼가올로 변화해, 냉증 제거에 효과적이다.
쇼가올과 진저롤은 모두 생강의 껍질 부근에 많이 들어 있기 때문에 껍질을 두껍게 벗기지 않도록 한다! 생강을 깨끗이 씻어 껍질째 사용하거나 껍질을 긁어내는 정도로 남겨두는 것이 좋다.

생강을 가열하면 냉증 제거에 더욱 효과적

생강은 날것으로도 냉증 제거 효과가 있지만 매운맛 성분인 진저롤은 가열하면 일부가 쇼가올로 바뀌기 때문에 몸을 따뜻하게 해주는 힘이 더욱 커진다. 생강으로 냉증을 없애고 싶다면 가열해서 섭취하는 것이 가장 좋다. 생강을 갈아 뜨거운 물에 넣거나, 저민 생강을 따뜻한 요리에 사용하는 것이 가장 손쉬운 요리법이지만 생강을 한 번 가열하여 사용하는 '생강소(42쪽~)' 등도 만들어둘 것을 추천한다. 생강은 한 번 가열하면 식어도 냉증 제거 효과가 유지된다. 특히 여름철에 차가운 음료나 요리 등을 먹을 때에는 체온을 올리는 데 가장 큰 힘을 발휘하는 가열한 생강을 사용해보길 바란다.

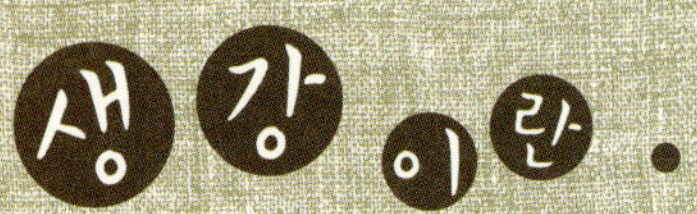

몸에 좋다!!

생강의 냉증 제거 파워는 지속성이 높다

생강을 먹으면 금세 몸이 따뜻해지는 것을 느낄 수 있는데, 지속성이 높은 것도 특징이다. 아래 그래프는 생강 진액을 섭취했을 때 에너지 소비량의 변화를 기록한 것이다. 일반적으로 열을 내는 음식물을 섭취하면 체온이 올라가고, 체온이 올라가면 기초대사가 활발해지며, 에너지 소비량이 증가한다. 생강을 섭취하면 에너지 소비가 높아지고, 아무것도 먹지 않을 때에 비해 적어도 3시간은 높은 상태가 유지되는 것을 알 수 있다.

이런 힘을 이용하여 체온이 떨어지는 아침에 생강을 섭취하면 금세 몸이 따뜻해지고 오랫동안 따뜻하게 유지된다. 또한 추운 겨울에 외출하기 전에 생강을 섭취하거나 여름에 지나친 냉방으로 인해 몸이 차가워질 때에는 3시간마다 생강을 섭취하면 냉증을 예방할 수 있다.

생강의 냉증 제거 파워는 3시간 이상이나 지속!

출처/나쓰노 도요키, 히라야나기 가나메: 《인간공학》, 45(4), 2009.

2 면역력을 높인다!

면역력이란 '병의 원인이 되는 바이러스나 세균 등으로부터 몸을 지키는 저항력'을 말한다. 면역력은 20대를 정점으로 나이가 들수록 점점 떨어지는데, 생강을 섭취하면 저하된 면역력을 높일 수 있다. 면역력은 냉증과 밀접한 관계가 있다. 체온이 1도 떨어지면 면역력은 약 30퍼센트 떨어진다고 한다. 면역력을 높이고 건강을 유지하려면 냉증을 철저히 없앨 필요가 있다. 또한 생강에 함유된 성분이 면역세포를 활성화시킨다는 연구가 진행되어 주목받고 있다.

생강이 면역세포의 활동을 돕는다

인간의 몸에는 약 60조 개의 세포가 있으며, 그중 약 20퍼센트가 면역력과 관계된 세포로 알려져 있다. 대표적인 면역세포로 '과립구'가 있으며, 생강의 매운맛 성분인 진저롤은 과립구 중 스스로 파열하여 병원체와 싸우는 '호중구'의 수를 늘리는 일을 한다고 한다. 또한 진저롤에는 가장 먼저 병원체 침투를 알아채는 면역세포 '마크로파지'의 활동을 활성화하는 힘도 있다. 생강에는 면역력을 높이는 냉증 제거 파워도 있으니 생강을 매일 적극적으로 섭취하면 면역력을 더욱 높일 수 있다.

화분증 완화에도 효과적

면역력의 균형이 깨지면서 발생하는 화분증(꽃가루가 점막을 자극하여 일어나는 알레르기)에도 생강 효과를 기대할 수 있다. 진저롤은 면역력 저하로 이어지는 '면역 글로불린 E 항체'를 만들지 못하게 하여 화분증의 발생을 막아준다. 쇼가올은 화분증 증상(콧물이나 재채기, 목의 통증 등)의 원인이 되는 히스타민, 류코트리엔이라는 화학전달물질의 방출을 억제하고 증상을 완화하는 작용을 한다.

3 살이 잘 안 찌는 체질로!

체온이 1도 내려가면 기초대사량이 약 12퍼센트 떨어져 쉽게 살이 찐다고 한다. 따라서 다이어트를 하는 사람들은 생강으로 항상 몸을 따뜻하게 유지하는 것이 중요하다. 생강 특유의 성분이 체지방의 연소를 도와주기 때문에 매일 생강을 꾸준히 섭취하면 살이 잘 찌지 않는 체질이 될 것이다.

생강을 섭취하고 운동을 하면 효과적

쇼가올은 심박수를 높이고 근육의 활동을 활발히 하는 아드레날린이나 노르아드레날린의 분비를 높이고, 지방 분해를 촉진하는 효소 활동을 돕는 작용이 있다. 다만 지방의 분해가 진행되더라도 근육으로 연소시키지 않으면 원래의 지방으로 되돌아가기 때문에 몸을 함께 움직이는 것이 중요하다. 생강을 섭취했다면 효소의 움직임이 활발해지는 약 30분 후 걷기 등의 유산소 운동을 하는 것이 좋다. 아무것도 먹지 않고 운동할 때보다 내장지방이나 피하지방이 쉽게 연소되기 때문에 다이어트 효과가 높다.

체지방을 연소시키고 혈중 콜레스테롤 수치를 내린다

쇼가올, 진저롤과 같은 매운맛 성분인 진저론에는 체지방을 연소시키는 효과가 있다고 하여 주목받고 있다. 또한 혈중의 중성지방을 줄이고 나쁜 콜레스테롤을 줄이는 효과도 있다. 진저론은 진저롤을 가열하면 만들어지는 성분이기 때문에 지방 연소에는 생강을 가열하여 섭취하는 것이 효과적이다.

4 소화와 흡수를 촉진한다!

생강에 함유된 풍부한 향미와 매운맛 성분은 식욕을 자극하고, 소화와 흡수를 촉진한다. 숙취로 인한 위의 불쾌감에도 효과가 있다. 쇼가올이 배 주변의 혈액 순환을 좋게 하기 때문에 위장의 움직임이 활발해지고 소화, 흡수력이 촉진된다. 소화가 유연해지면 지방 흡수가 쉽지 않기 때문에 지방질이 많은 식사를 할 때에는 생강을 함께 먹으면 좋다.

5 병원체의 증식을 억제한다!

날생강에 함유된 진저롤은 강한 살균력이 있어 여름철 요리에 자주 사용된다. 또한 냄새 제거 효과도 있어 생선이나 육류 요리를 할 때 잡냄새를 없애기 위해 사용하면 좋다. 게다가 뛰어난 살균력은 체내의 병원체 증식 억제에도 도움이 된다고 한다. 식중독의 원인이 되는 장염 비브리오균, 위궤양의 원인인 헬리코박터 파일로리균, 치주염의 원인균 등의 세포막을 파괴하여 증식을 방해하거나, 그 외의 병원균이 점막에 붙는 것을 막아주는 활동을 한다.

*그 밖에도 생강은 혈전의 생성을 막아 혈액을 잘 흐르게 하는 효과가 있으며, 동맥경화 예방에도 도움이 된다고 알려져 있다. 또한 진통 작용이 있어 근육통이나 관절통을 완화시켜준다고 하여 연구가 한창 진행 중이다.

생강의 **올바른** 사전 준비와 보존 방법

생강 요리를 하기 전에 생강의 올바른 취급법을 알아두면 편리하고 손쉽게 사용할 수 있을 뿐 아니라 생강의 무한한 파워를 실감할 수 있다. 몸에 좋은 성분이 많은 껍질은 긁어내는 정도로 하고, 향이 날아가지 않도록 재빨리 썰어 쉽게 상하지 않는 보존법을 숙지해두자.

긁어내기

1 오염물을 제거한다

먼저 움푹 들어간 곳에 묻은 진흙 등을 수세미로 제거한다. 너무 세게 문지르지 않는 것이 포인트다.

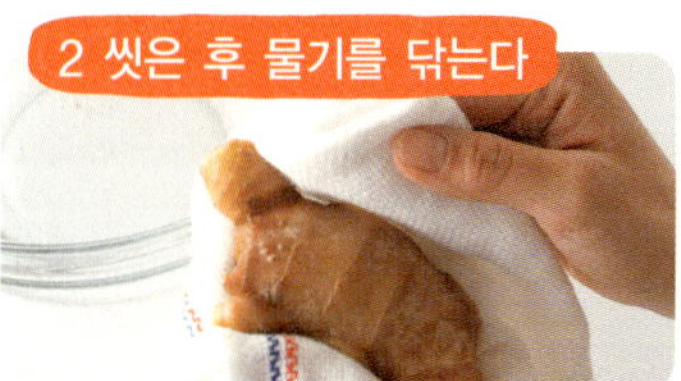

2 씻은 후 물기를 닦는다

물을 끼얹어 표면을 손으로 문질러 씻고 깨끗한 수건으로 물기를 잘 닦아낸다.

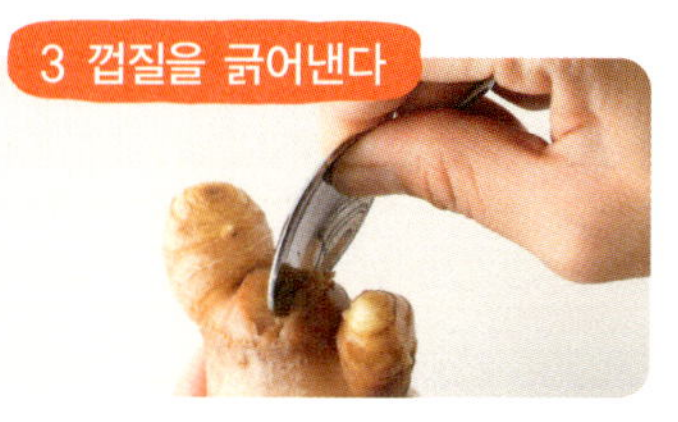

3 껍질을 긁어낸다

껍질이 거무스름하게 변색된 부분은 숟가락으로 긁어낸다.

자르는 법·가는 법

얇게 썰기

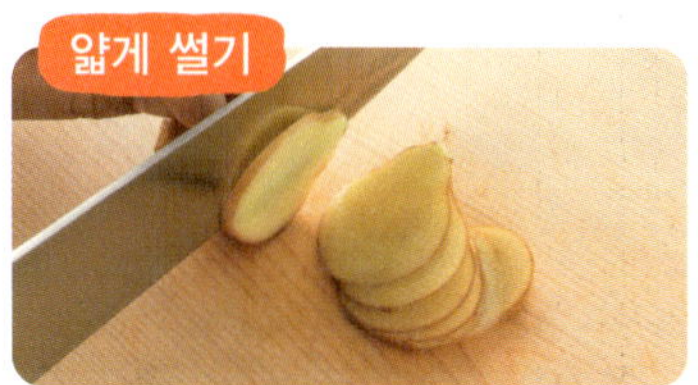

도마 위에 생강을 올려놓고 끝에서부터 두께 1~2mm로 자른다.

채치기

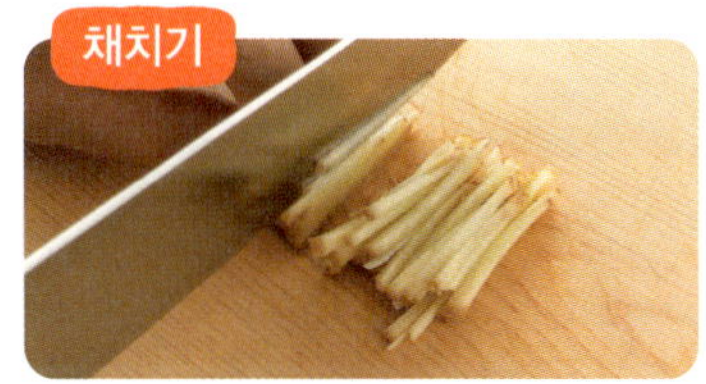

얇게 썬 생강을 3장 정도 겹쳐 끝에서부터 폭 1~2mm로 자른다.

다지기

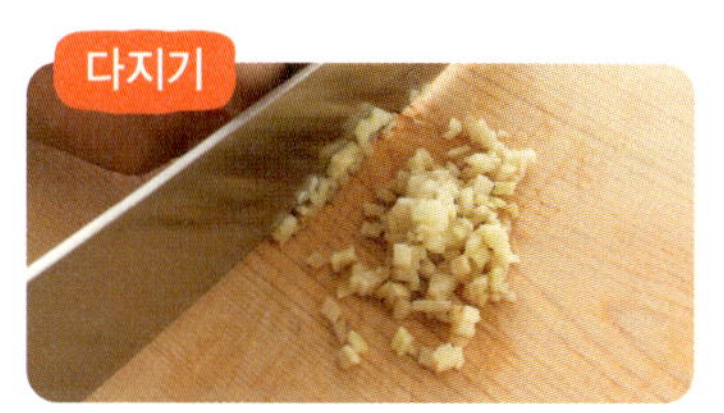

채를 친 생강을 옆으로 놓고 끝에서부터 1~2mm 간격으로 자른다.

갈기

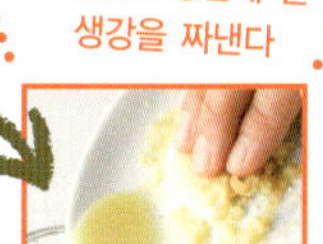

강판에 갈기 쉽게 생강을 세워 잡고 재빨리 갈아낸다. 요리 마지막에 첨가할 때는 향이 날아가지 않도록 먹기 직전에 넣는 것이 포인트다.

생강즙은 강판에 간 생강을 짜낸다

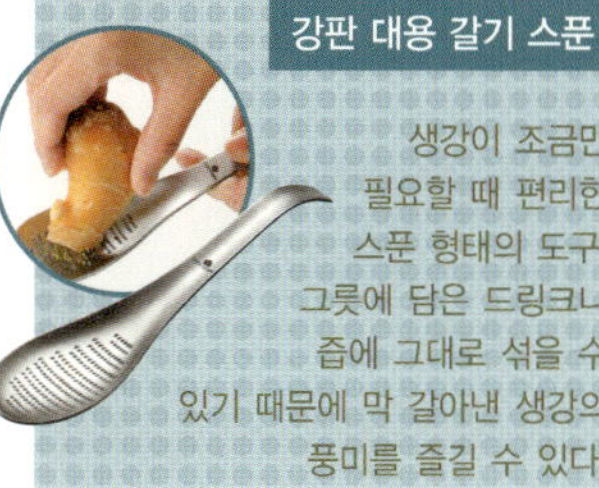

강판에 생강 간 것을 손 끝으로 눌러주면 가볍게 즙을 짜낼 수 있다.

강판 대용 갈기 스푼	날생강
생강이 조금만 필요할 때 편리한 스푼 형태의 도구. 그릇에 담은 드링크나 즙에 그대로 섞을 수 있기 때문에 막 갈아낸 생강의 풍미를 즐길 수 있다.	진짜 생강과 같은 향을 맛볼 수 있도록 만든 식품. 막 갈아낸 생강의 식감과 향기를 즐길 수 있다. 필요한 만큼만 사용할 수 있어서 편리하다. 무착색.

보존법

통째로 냉장

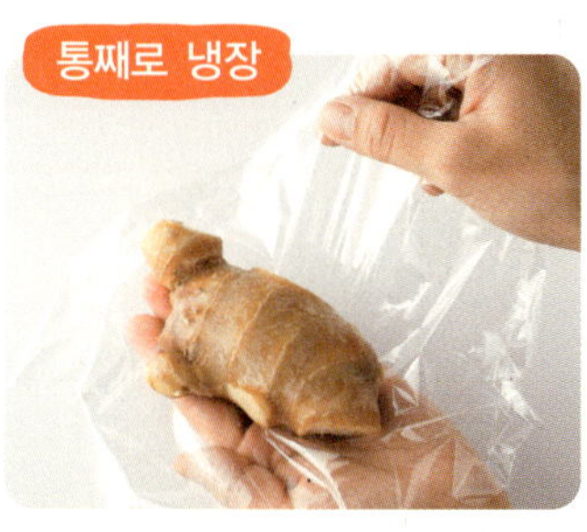

생강은 껍질에 물기가 있으면 상하기 쉬우므로 먼저 표면의 물기를 잘 닦아낸다. 랩으로 단단히 포장하여 냉장 보존하고, 일주일 이내에 사용하도록 한다.

잘게 잘라 냉동

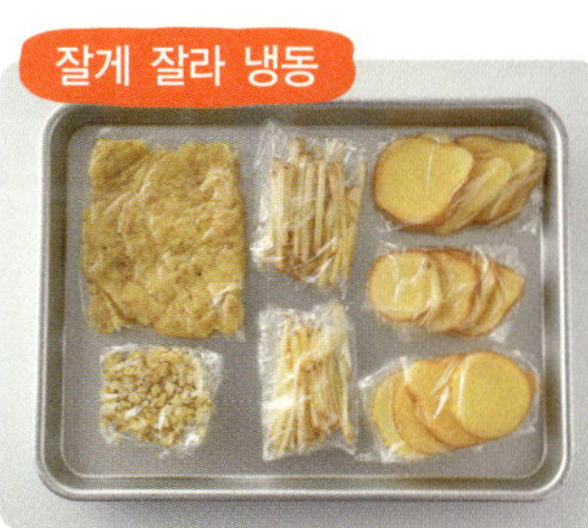

생강은 자르거나 갈아서 사용할 양만큼 랩으로 싼 후 냉동하면 편리하게 쓸 수 있다. 생으로 사용할 때는 실온에 잠시 두어 원래 상태로 되돌아오면 사용한다. 가열할 때는 그대로 사용하면 된다. 3주간 보존할 수 있다.

매일 생강을 먹는 생활 포인트

**하루에 1조각 10g,
익숙해지면 2조각 20g 으로
늘리고 매일 생강 을
꾸준히 섭취하세요!**

생강을 매일 섭취하려면 아침, 점심, 저녁식사 때 먹는
것은 물론 간식이나 음료 등에도 적극적으로 이용해보
자. 먹는 양은 처음에는 하루 1조각 10g, 익숙해지면
조금씩 늘려가도록 하자.

**생강의
껍질까지 그대로, 그리고
따뜻하게 섭취하는 것 이 좋다**

생강의 효능이 많은 곳은 껍질 부위이기 때문에 껍질째
또는 긁어내는 정도로 껍질을 제거해서 섭취! 또한 생
강은 따뜻하게 하여 섭취하면 체온을 올리는 효과가 더
크기 때문에 가열하여 섭취하는 것이 좋다.

**만들어두면 편리한
생강소 와
생강가루 도 내 것으로!**

생강은 수분이 잘 빠져 오래 보존하기가 쉽
지 않지만 조미료 등과 함께 생강소를 만들
어두면 오래 보존할 수 있어 편리하다. 시판
하는 생강가루도 바로 사용할 수 있어 도움
이 된다.

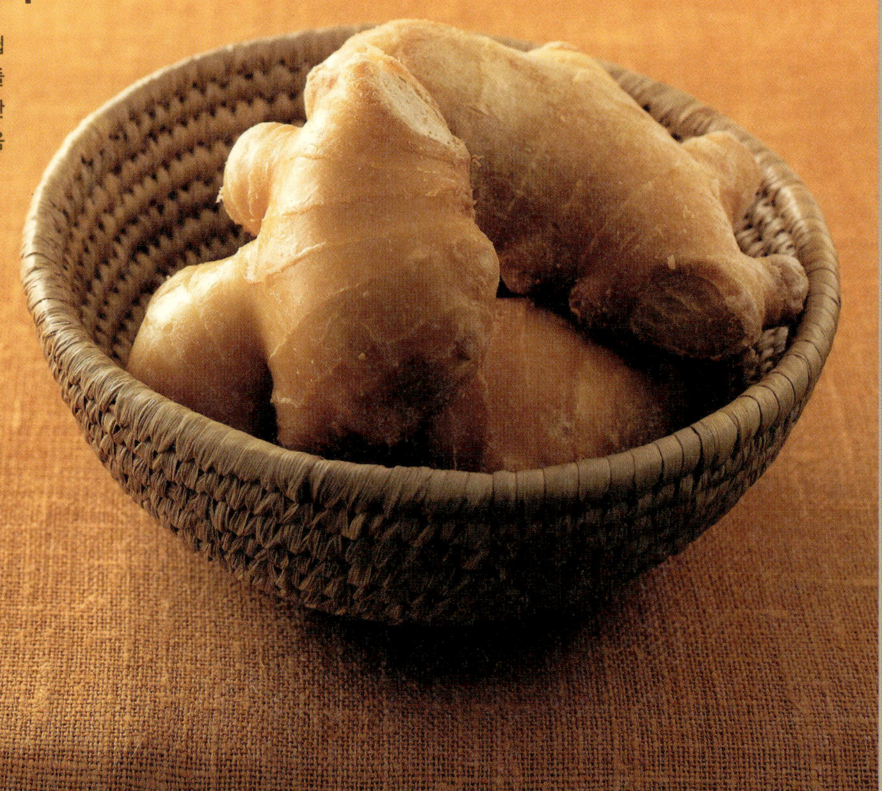

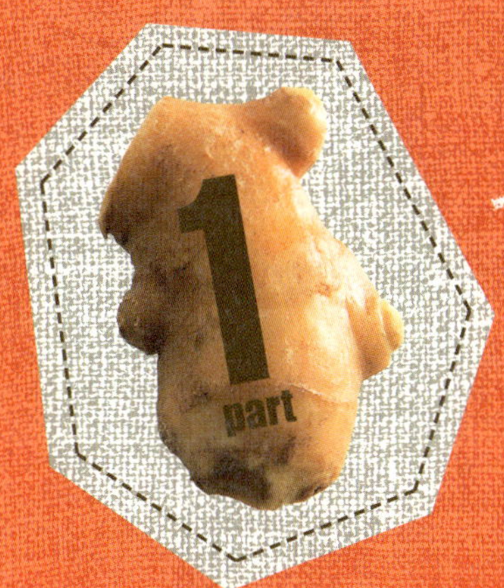

part **1**

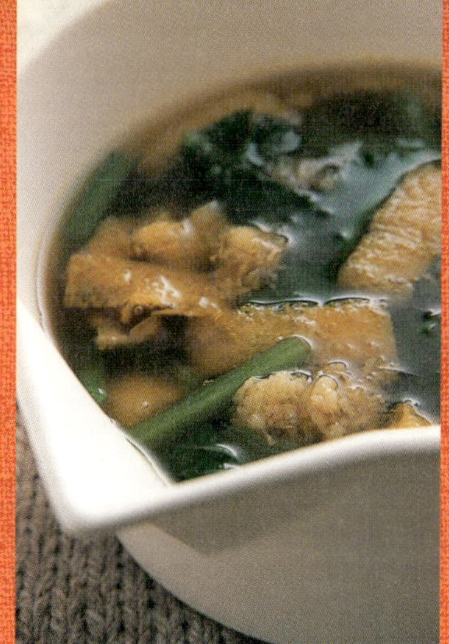

매일 아침
음료 한 잔으로
체온을
올린다

생강이 들어간
드링크 &
수프

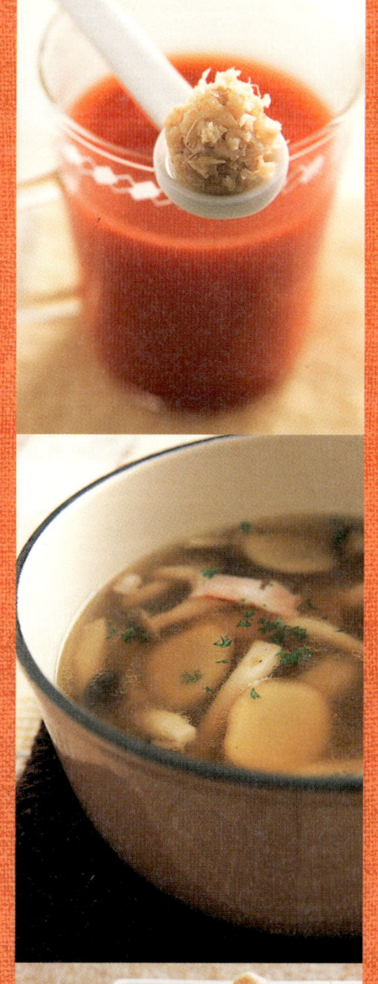

생강에 체온 상승 효과가 있다는 것을 실감할 수 있는 것이
드링크와 수프. 몸이 서서히 따뜻해지며 피로가 풀리고,
마신 뒤에도 따뜻함이 유지된다.
바로 물을 붓거나 섞기만 하면 되는
간편한 레시피를 모았다!

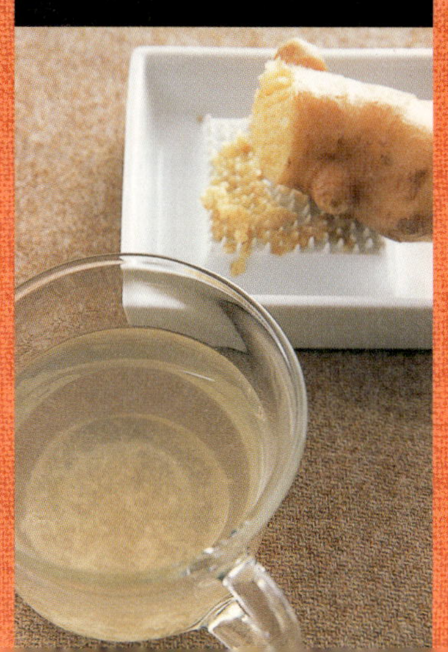

매일 아침 습관적으로!

꿀생강탕

하루를 시작하는 아침, 우선 중요한 것은 수면 중에 떨어진 체온을 올리는 일!
저체온인 채로 외출하면 종일 피로감이 계속되며, 살이 찌기 쉬운 체질이 된다.
이럴 때 몸을 바로 따뜻하게 할 수 있는 것이
생강과 꿀을 뜨거운 물에 녹여서 바로 마실 수 있는 드링크.
먼저 꿀생강탕을 마시고 기분 좋게 하루를 시작하자.

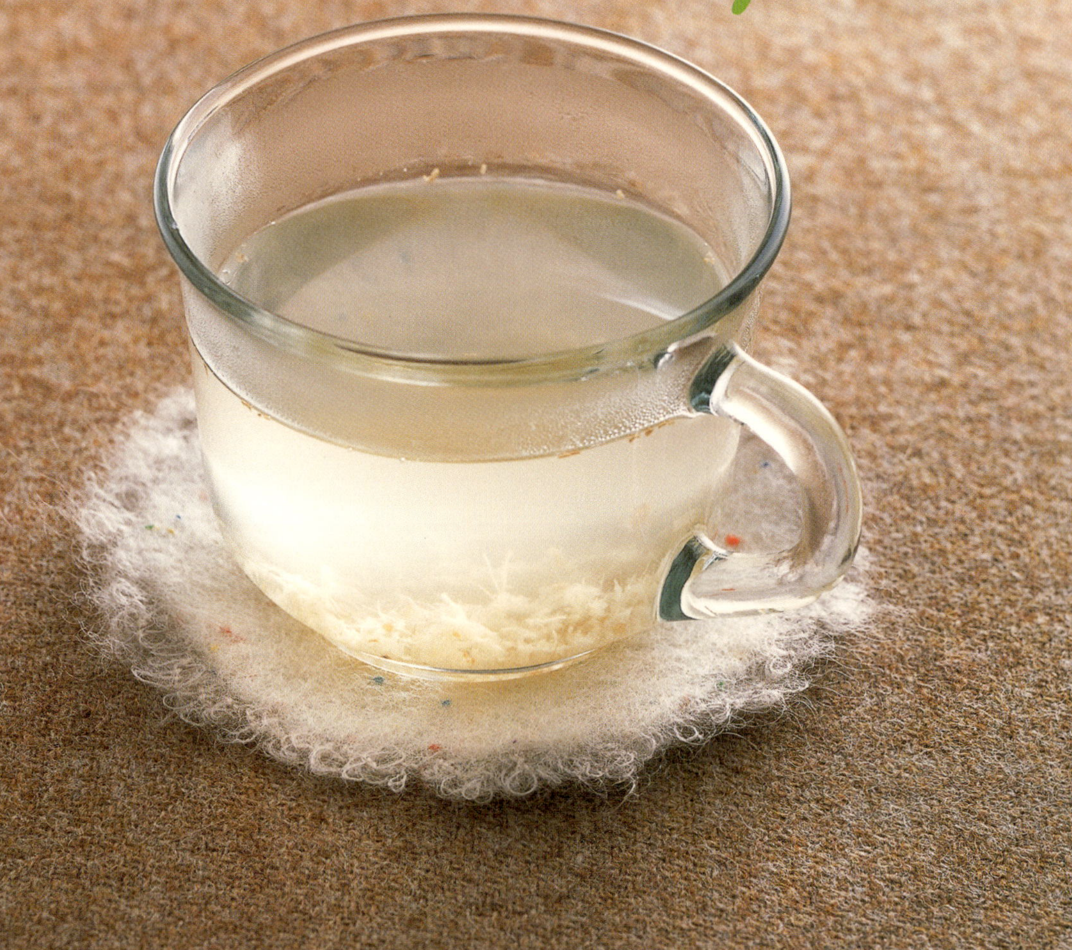

생강 간 것 ·······················1/3~1/2작은술
꿀 ·······························1작은술

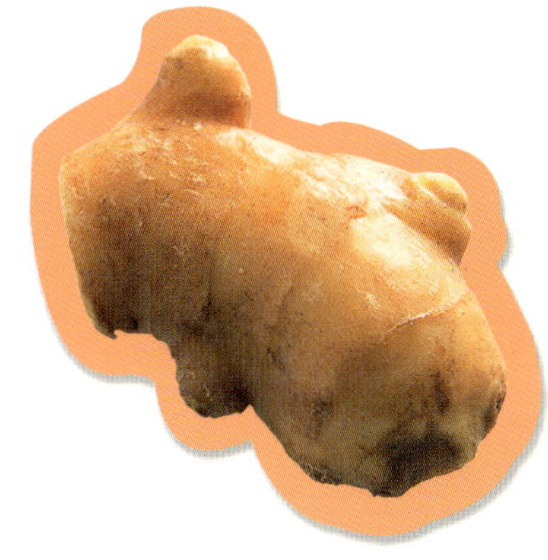

1 생강을 강판에 간다

생강을 잘 씻어 껍질째 강판에 갈아 분량을
준비한다.

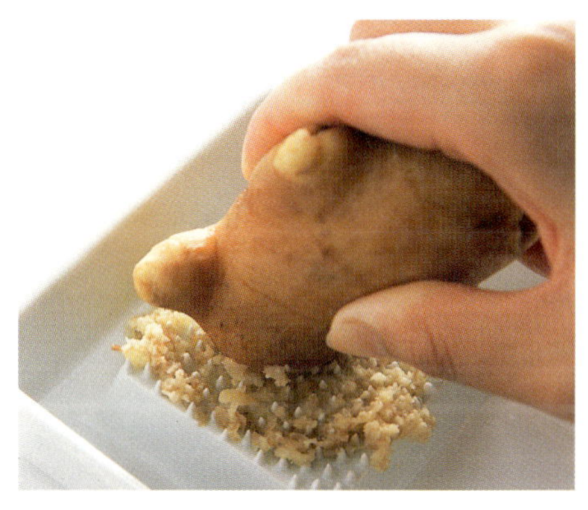

2 생강에 꿀을 넣는다

내열 컵에 생강을 넣고 꿀을 넣는다.

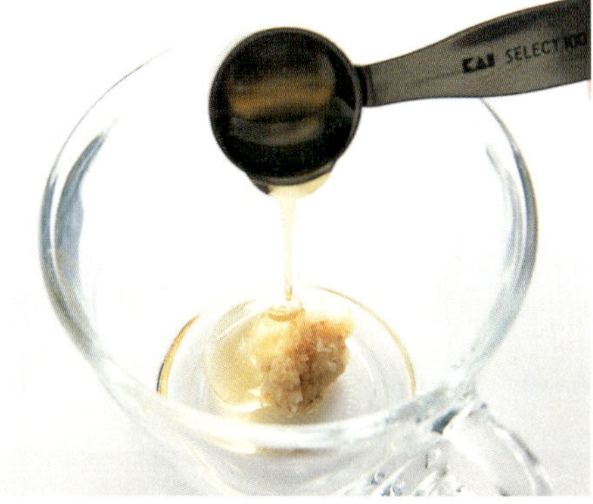

3 끓인 물을 붓는다

끓인 물 150㎖를 붓고 잘 젓는다.

(1인분 21kcal)

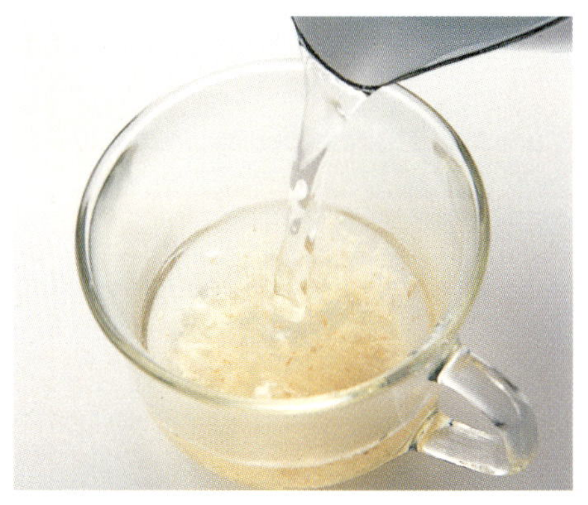

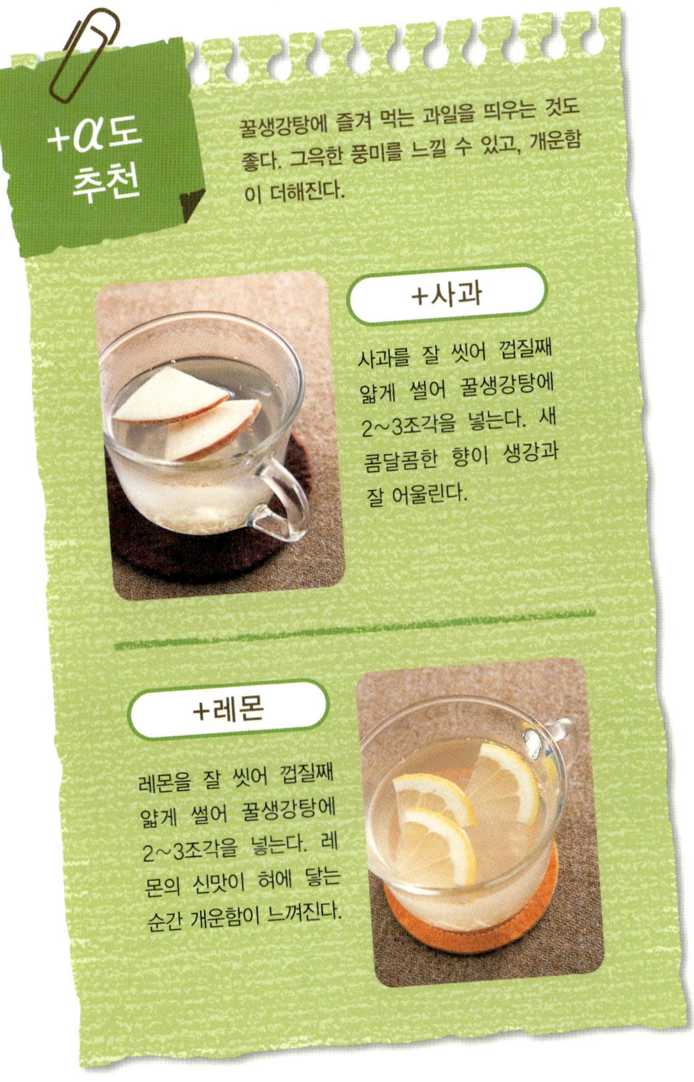

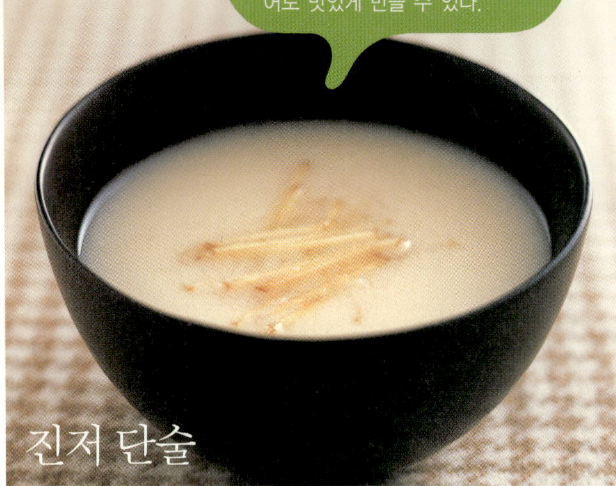

진저 단술

재료(1인분)

술지게미 ········· 40g
채 썬 생강 ······ 1조각 분량
꿀 ················ 1큰술
소금 ·············· 조금

1 작은 냄비에 술지게미, 생강,
소금, 물 150㎖를 넣고 중불
에서 계속 저으면서 술지게
미를 녹인다.

2 내열 컵에 붓고 꿀을 섞는다
(1인분 156kcal).

생강 매실 녹차

재료(1인분)

따뜻한 녹차 ···· 150㎖
우메보시 ········· 1개
생강 간 것 ······ 1/2작은술
간장 ·············· 조금

내열 컵에 우메보시, 생강을 넣고
간장을 첨가한다. 따뜻한 녹차를 붓
고 우메보시를 풀어 섞는다(1인분
6kcal).

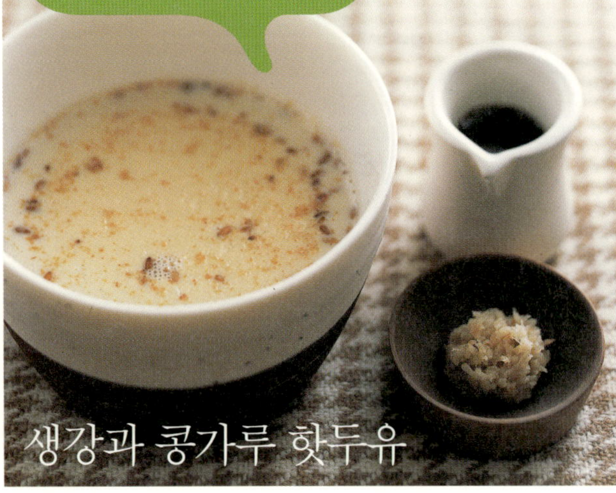

생강과 콩가루 핫두유

재료(1인분)

무조정 두유 ····150㎖
간 참깨 ·········· 1/2작은술
콩가루 ············ 1/2작은술
생강 간 것 ······· 1/2작은술
조청 ·············· 1/2큰술

작은 냄비에 두유를 데우고, 내열
컵에 붓는다. 참깨와 콩가루를 넣
고 생강과 조청을 첨가한다(1인분
145kcal).

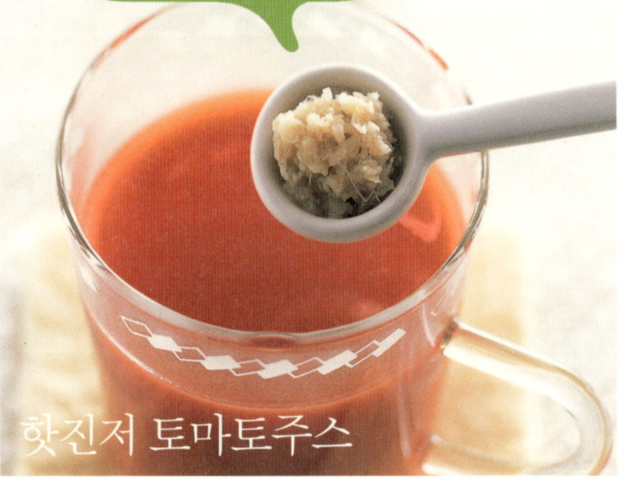

핫진저 토마토주스

재료(1인분)

토마토주스(야채즙 100%로
준비) ············· 150㎖
생강 간 것 ······· 1/2작은술
꿀 ················ 1작은술
레몬즙 ············ 1작은술

내열 컵에 꿀과 레몬즙을 넣고, 작
은 냄비에 데운 토마토주스를 붓고
생강을 첨가한다(1인분 48kcal).

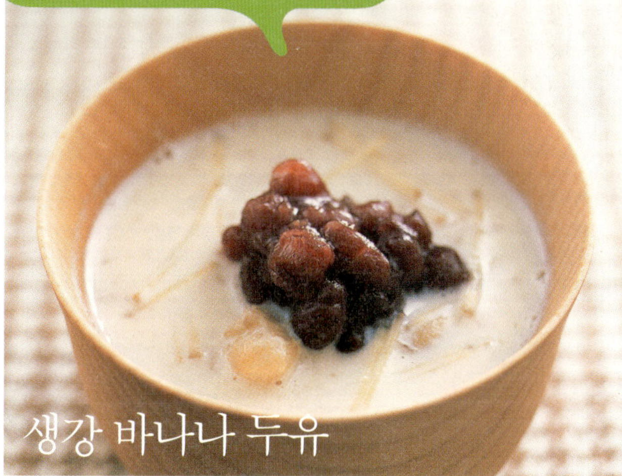

생강 바나나 두유

재료(1인분)

무조정 두유 ····· 150㎖
바나나 ········· 1/2개
채 썬 생강 ····· 1조각 분량
팥소(시판용) ····· 1큰술

1 내열 컵에 껍질을 벗긴 바나나를 넣고 포크로 잘게 으깬다.

2 작은 냄비에 두유와 생강을 넣고 데워 **1**에 부은 후 팥소를 올린다(1인분 196kcal).

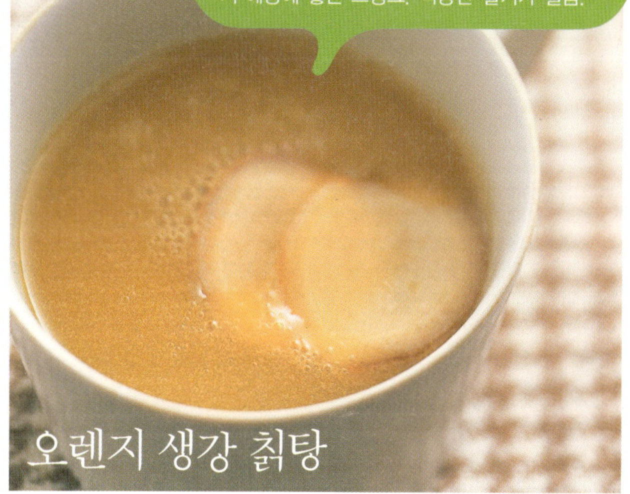

오렌지 생강 칡탕

재료(1인분)

오렌지주스(과즙 100%로 준비) ····· 150㎖
칡가루 ········· 5g
얇게 썬 생강 ··· 2개

1 내열 컵에 칡가루를 넣고 오렌지주스를 조금씩 부어 칡가루가 녹을 때까지 섞어준다.

2 생강을 넣고 전자레인지에 1분 정도 가열한 후 꺼내어 잘 섞어준다. 색이 투명해지고 끈적임이 생길 때까지 다시 1분 정도 가열한다(끈적임이 생기지 않으면 30초씩 추가로 가열한다).(1인분 81kcal)

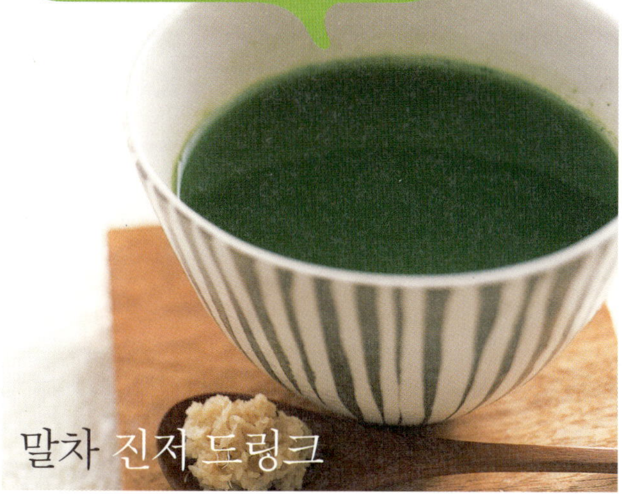

말차 진저 드링크

재료(1인분)

말차(가루차) ··· 1/2작은술
생강 간 것 ····· 1/2작은술
꿀 ··········· 1~2작은술

내열 컵에 말차와 꿀을 넣고 잘 스며들 때까지 섞어준다. 끓는 물 150㎖를 붓고 생강을 첨가한다(1인분 25kcal).

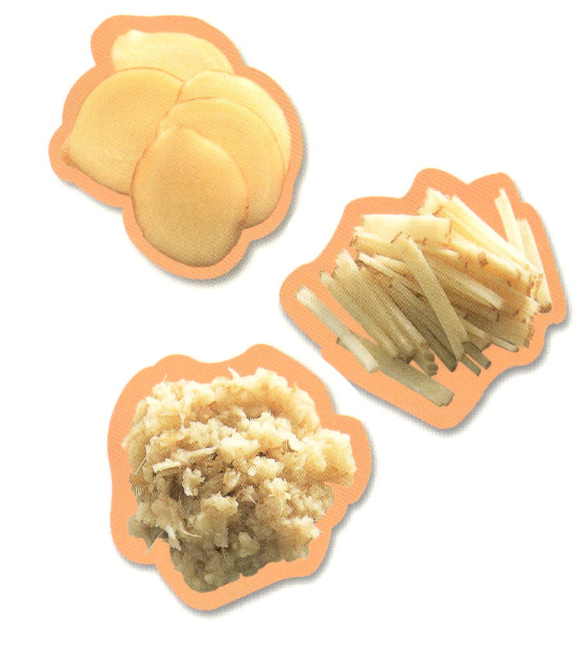

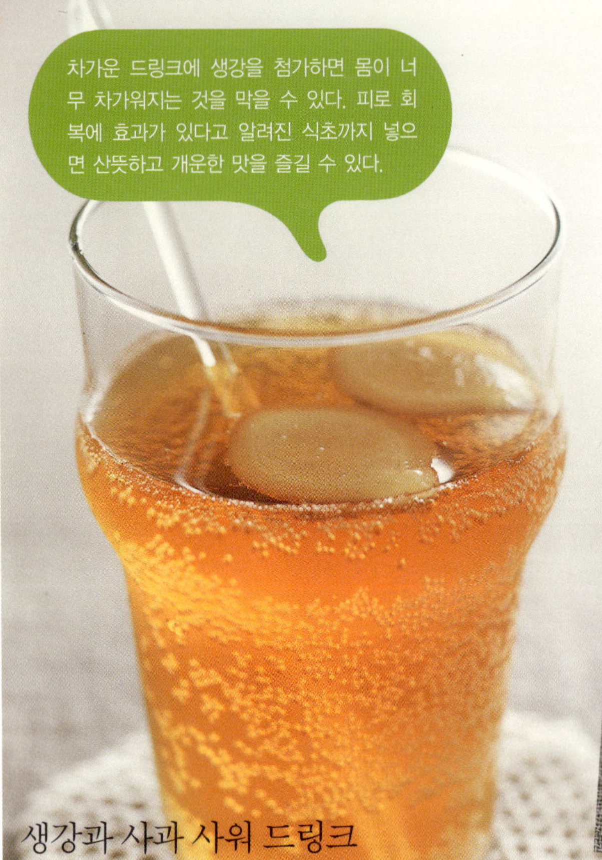

생강과 사과 사워 드링크

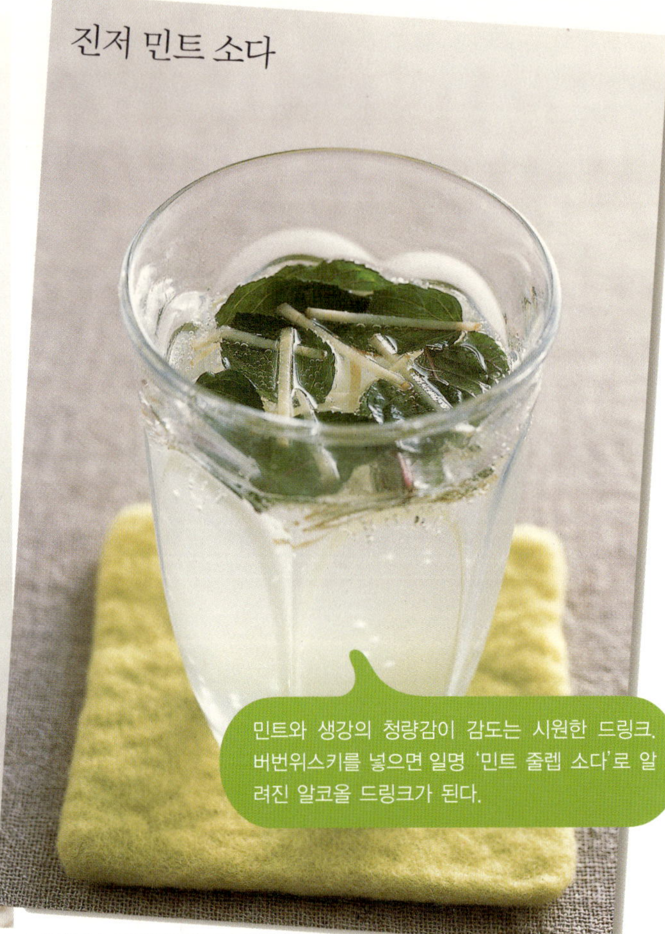

진저 민트 소다

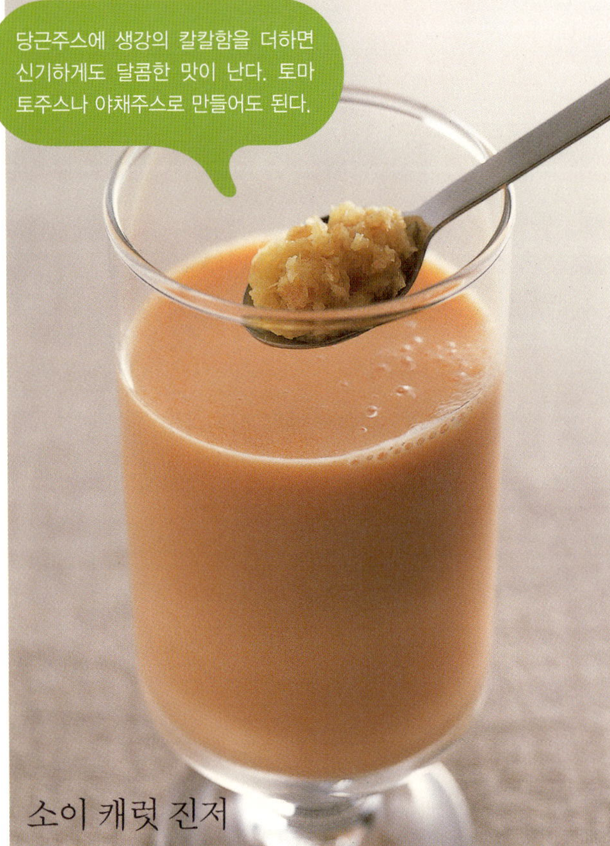
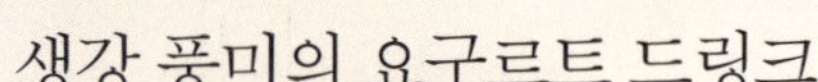

소이 캐럿 진저

생강 풍미의 요구르트 드링크

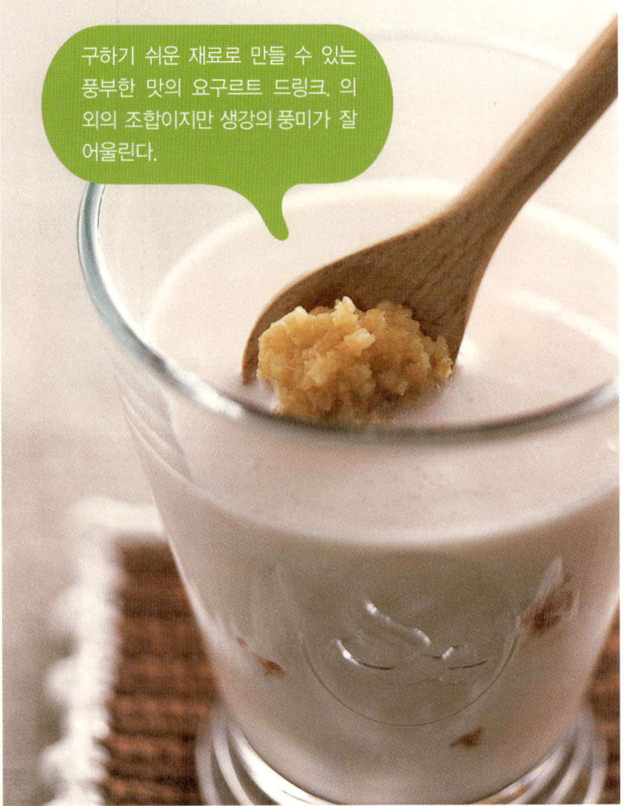

생강과 사과
사워 드링크

재료(1인분)

사과주스(과즙 100%로 준비)	100㎖
탄산수(무가당으로)	50㎖
얇게 썬 생강	2~3개
흑초 또는 식초	1작은술

유리컵에 사과주스, 탄산수, 생강, 식초를 넣고 잘 섞어준다(1인분 47kcal).

진저
민트 소다

재료(1인분)

탄산수(무가당으로)	150㎖
민트 잎	10개
채 썬 생강	1조각 분량
레몬즙	1작은술

유리컵에 손으로 찢은 민트와 생강, 레몬즙을 넣은 후 탄산수를 부어 섞어준다(1인분 2kcal).

소이 캐럿
진저

재료(1인분)

무조정 두유	70㎖
당근주스 (야채즙 100%로 준비)	70㎖
생강 간 것	1/3~1/2작은술

유리컵에 두유, 당근주스를 넣고 섞은 후 생강을 넣는다(1인분 54kcal).

생강 풍미의
요구르트 드링크

재료(1인분)

우유	100㎖
플레인 요구르트	50㎖
딸기잼(시판용)	1/2큰술
생강 간 것	1/3~1/2작은술

유리컵에 우유, 요구르트, 딸기잼을 넣고 섞은 후 생강을 넣는다(1인분 124kcal).

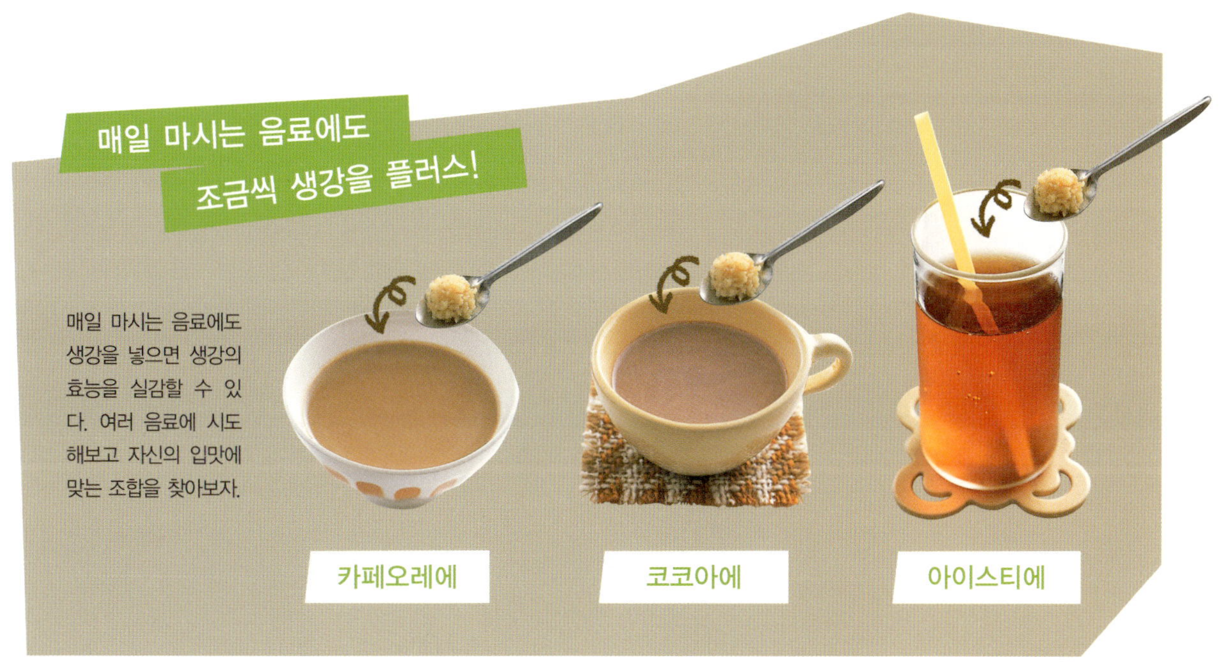

매일 마시는 음료에도 생강을 넣으면 생강의 효능을 실감할 수 있다. 여러 음료에 시도해보고 자신의 입맛에 맞는 조합을 찾아보자.

1
part

뜨거운 물을 붓기만 하면 끝!

즉석 진저수프

몸이 서서히 따뜻해지는 수프는 체온을 올리는 데 더없이 좋다.
생강을 더하면 몸이 후끈후끈해지는 효과는 물론 힘이 솟는 것을 느낄 수 있다.
열이 스며들기 쉬운 재료에 뜨거운 물을 끼얹기만 하면 되는
간단한 요리법으로 시작해보자. 아침식사로 빵과 함께 내거나 점심이나
저녁 메뉴에 곁들이는 것만으로도 체온 상승 효과를 누릴 수 있다.

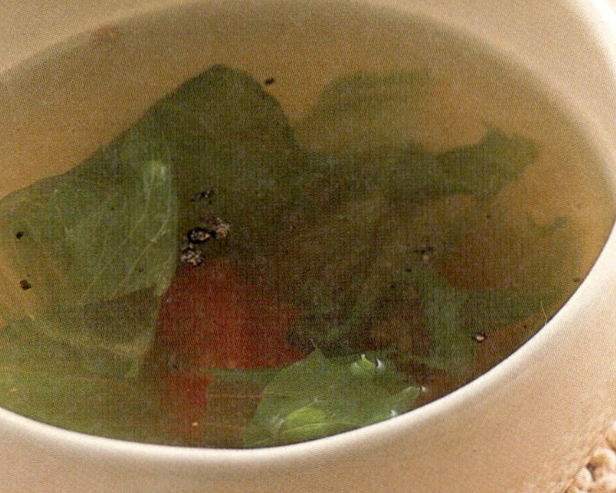

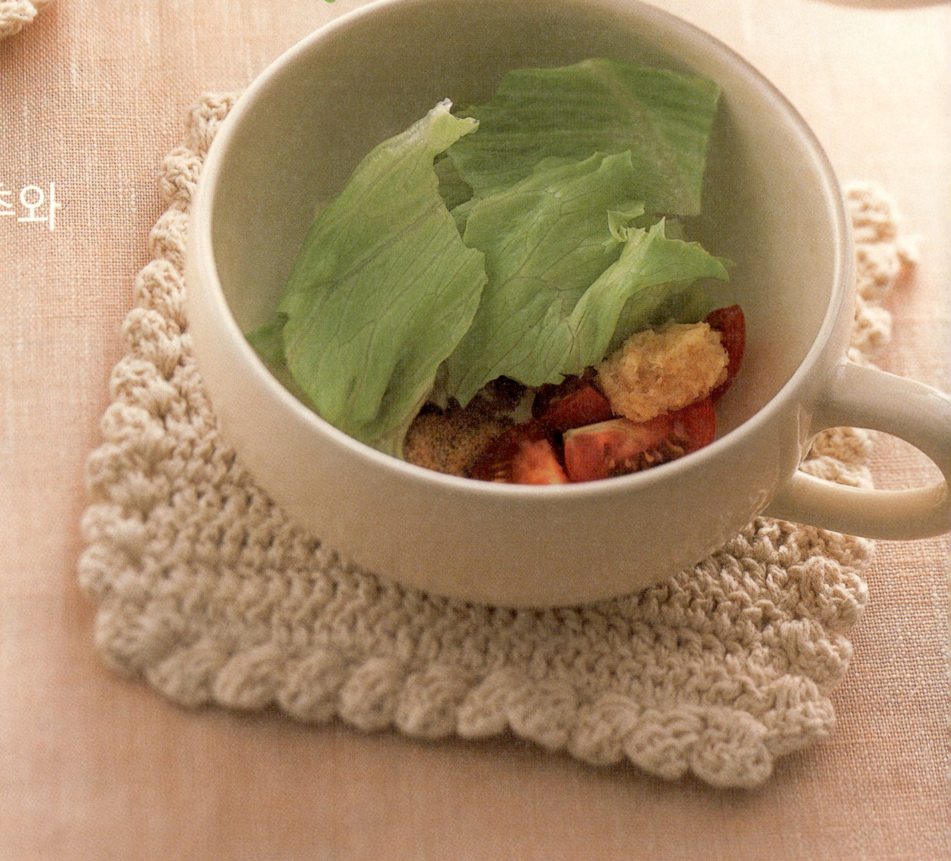

생강이 든 양상추와 토마토 수프

재료(2인분)

양상추 잎	1/2장
방울토마토	2개
생강 간 것	1작은술
치킨스톡(과립)	1작은술
소금, 굵게 간 후추	조금

1 양상추는 한입 크기로 찢고 방울 토마토는 1개를 4등분으로 자른다.

2 내열 컵에 1인분의 양상추, 토마토, 생강, 치킨스톡을 넣고 끓인 물 150㎖를 부은 다음 소금과 후추를 뿌린다(1인분 9kcal).

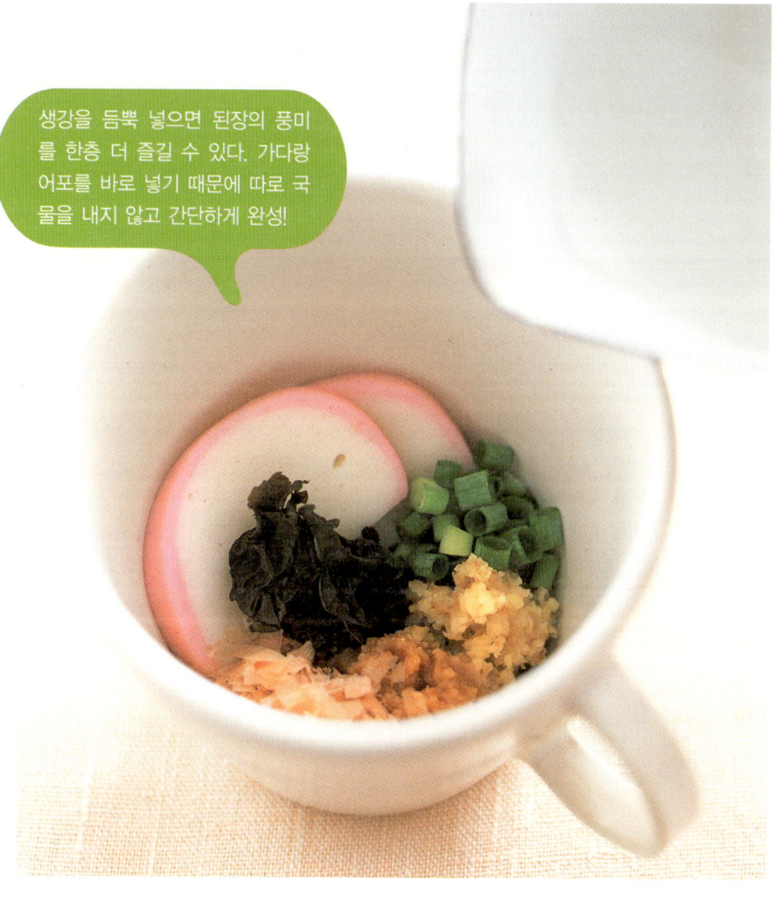

미역 생강 된장국

재료(2인분)

얇게 썬 어묵	4개
자른 미역(건조)	2작은술
생강 간 것	1작은술
된장	1큰술
가다랑어포	2줌(손가락으로 집은 분량)
송송 썬 실파	적당량

내열 컵에 1인분씩 분량의 재료를 넣고 끓인 물 150㎖를 부어 잘 섞는다(1인분 34kcal).

생강을 넣은 당면 수프

재료(2인분)

당면(가는 것)	5g
마른새우	1큰술
다진 파	1큰술
채 썬 생강	1조각 분량
치킨스톡(과립)	2작은술
후추	조금

당면은 5cm 길이로 자르고, 내열 컵에 1인분씩 재료를 넣는다. 끓인 물 150㎖를 붓고 당면이 익을 때까지 2분 정도 둔 후 섞어준다(1인분 24kcal).

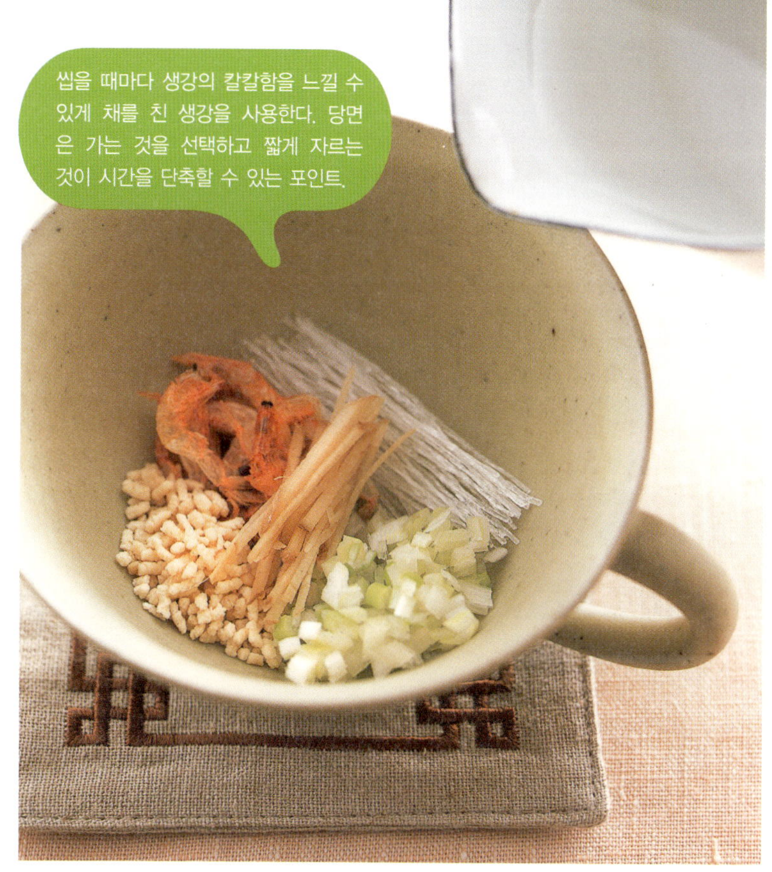

생강 풍미의 호박 포타주

재료(2인분)

호박 ····· 약 140g(정량 100g)
맛국물 ······················150㎖
무조정 두유 ···············150㎖
생강 간 것 ················1작은술
소금, 굵게 간 후추 ····· 조금

1 호박은 씨와 속을 파내고 껍질을 벗겨 얇게 썬다. 맛국물과 함께 냄비에 넣어 중불로 5~6분 부드러워질 때까지 삶은 후 나무주걱으로 으깬다.

2 두유, 소금, 후추를 넣고(아래 사진) 한소끔 끓인다. 그릇에 담아 후추를 뿌린다(1인분 84kcal).

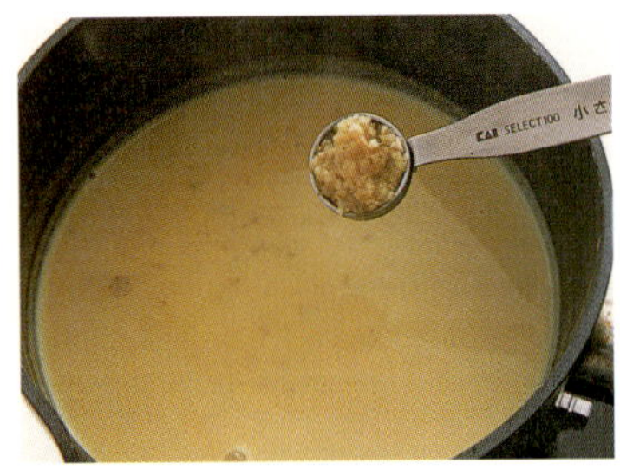

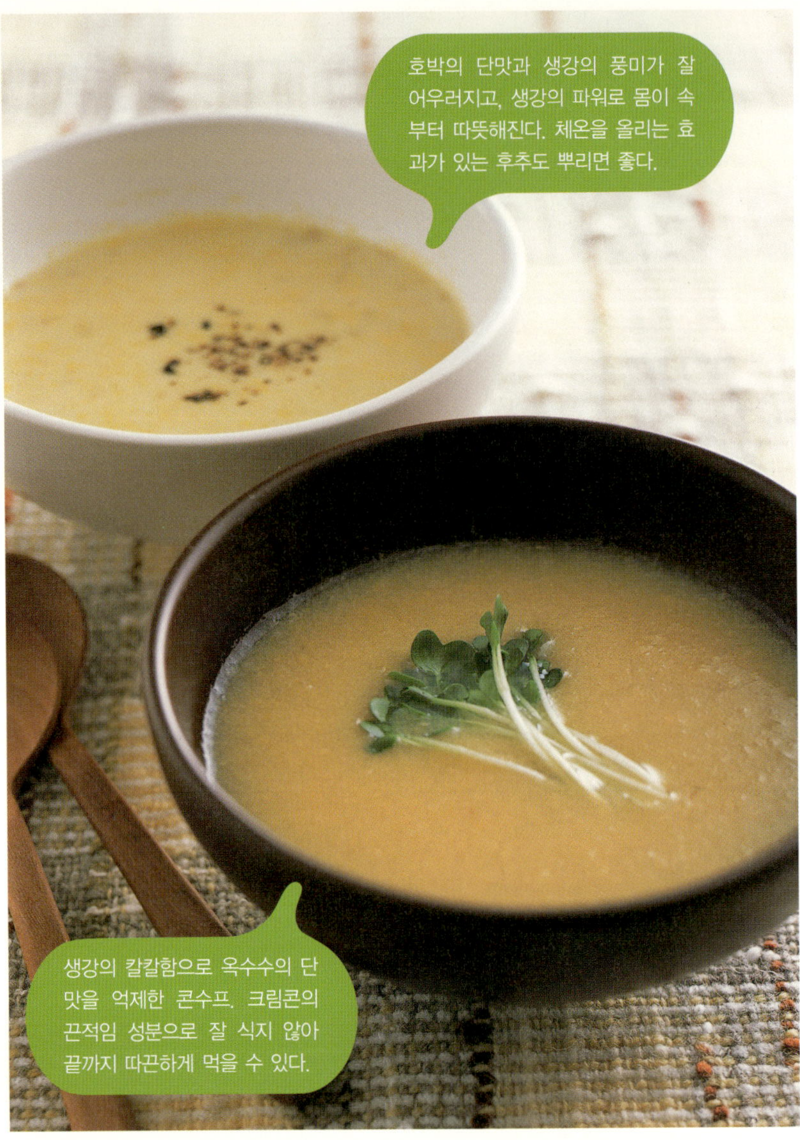

생강 풍미의 콘 포타주

재료(2인분)

크림콘 통조림 ············1캔(190g)
치킨스톡(과립) ···········1작은술
생강 간 것 ··················1작은술
소금, 굵게 간 후추 ····· 조금
무순 ·························· 적당량

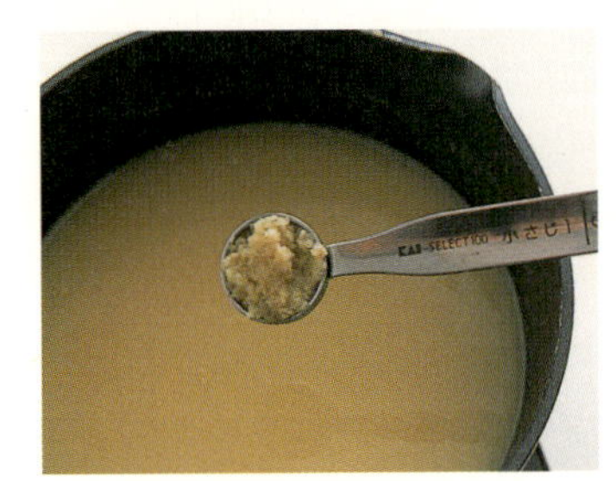

1 냄비에 크림콘, 치킨스톡, 물 300㎖를 넣고 중불로 가열하여 끓어오르면 소금, 후추로 맛을 낸 후 생강을 넣는다(오른쪽 사진).

2 그릇에 담아 잘 다듬은 무순을 올린다(1인분 86kcal).

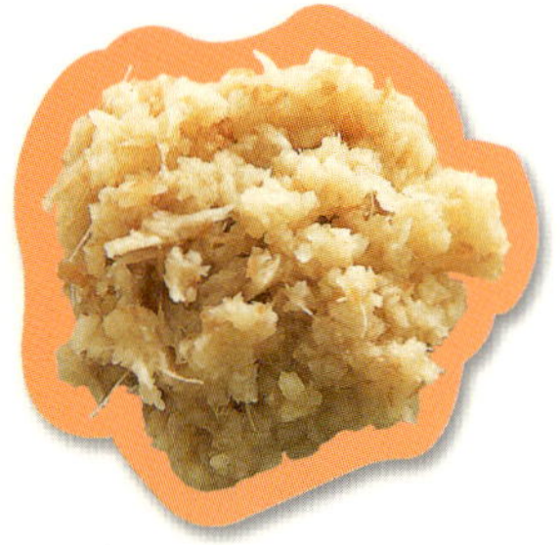

생강을 넣은
버섯 베이컨 수프

재료(2인분)

버섯(송이과)	50g
베이컨	2장
얇게 썬 생강	1조각 분량
치킨스톡(과립)	1작은술
소금, 후추	조금
올리브유	1작은술
다진 파슬리	조금

1 버섯은 밑동을 잘라 다듬고, 베이컨은 1cm 폭으로 자른다.

2 냄비에 올리브유와 생강을 넣고 중불로 가열하여 향이 퍼지면 버섯과 베이컨을 넣고 볶는다. 버섯이 부드러워지면 물 300㎖와 치킨스톡을 넣고 2~3분 끓인다.

3 소금, 후추로 맛을 내고 그릇에 담아 파슬리를 뿌린다(1인분 110kcal).

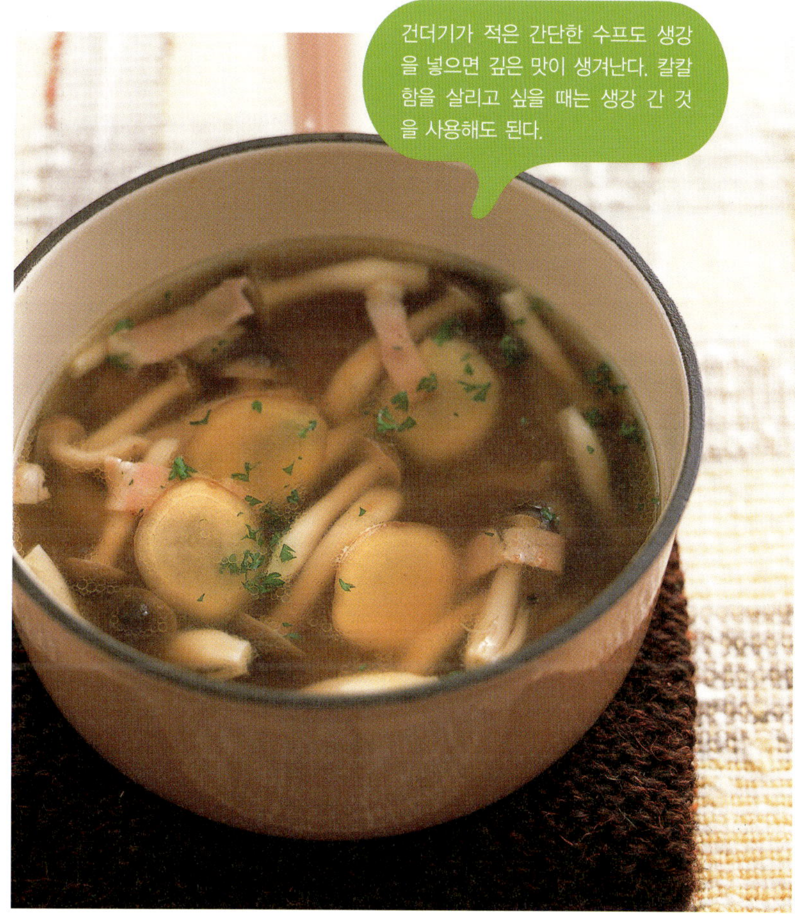

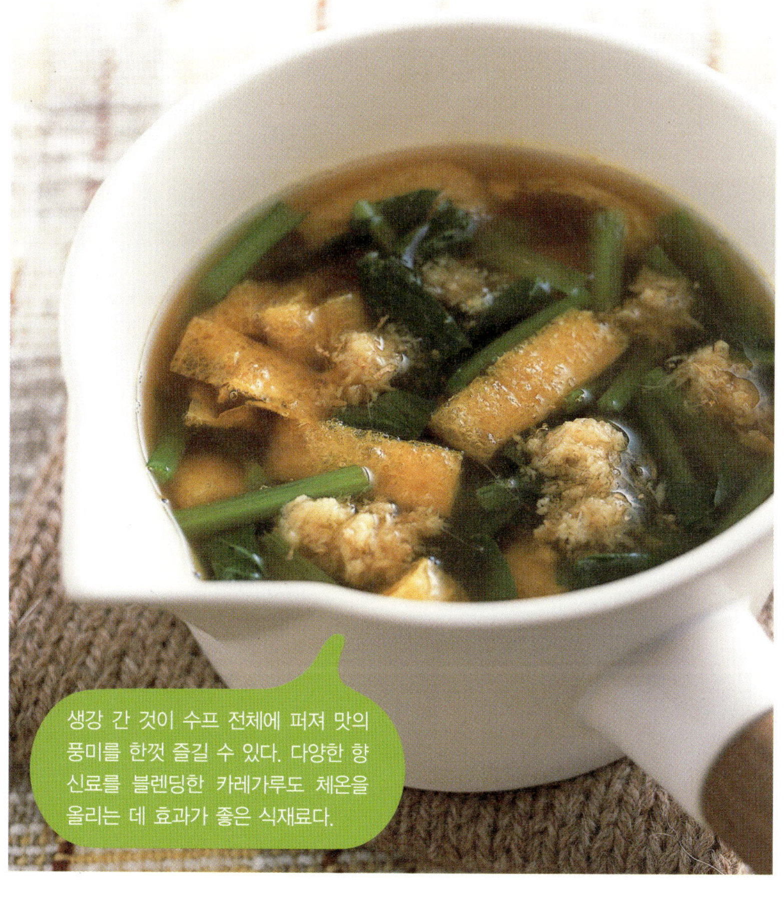

소송채 진저
카레 수프

재료(2인분)

소송채	50g
유부	1/2개
생강 간 것	1작은술
맛국물	300㎖
간장	1작은술
카레가루	1/4작은술
소금, 후추	조금

1 소송채는 뿌리를 다듬어 3cm 길이로 자르고, 유부는 세로로 반으로 잘라 1cm 폭으로 자른다.

2 냄비에 맛국물을 붓고 중불로 가열하여 소송채와 유부를 넣는다. 소송채가 익으면 간장, 카레가루, 소금, 후추로 맛을 내고 생강을 넣는다(1인분 39kcal).

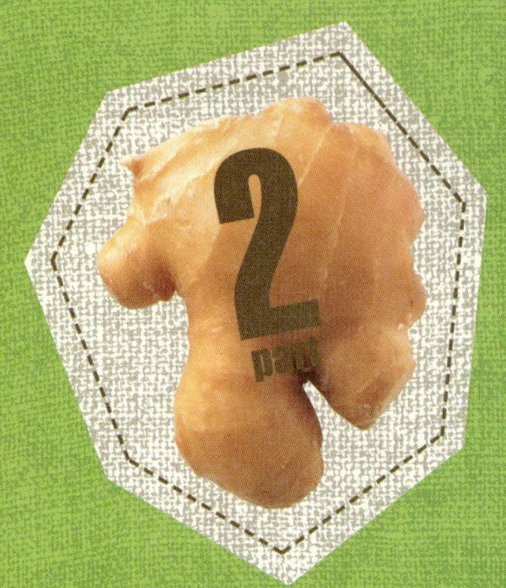

살이
잘 찌지 않는
체질로
바뀐다

기본
메뉴에 넣는
생강

생강의 효과를 쉽게 보려면,
자주 먹는 기본 요리에 넣을 것을 권한다.
생강은 생으로도 가열을 해도 풍미가 살아 있어
주재료나 부재료 채소, 밥이나 면 요리에도
다양하게 사용할 수 있다.
자주 먹는 메뉴에 생강을 더해 요리해보자.

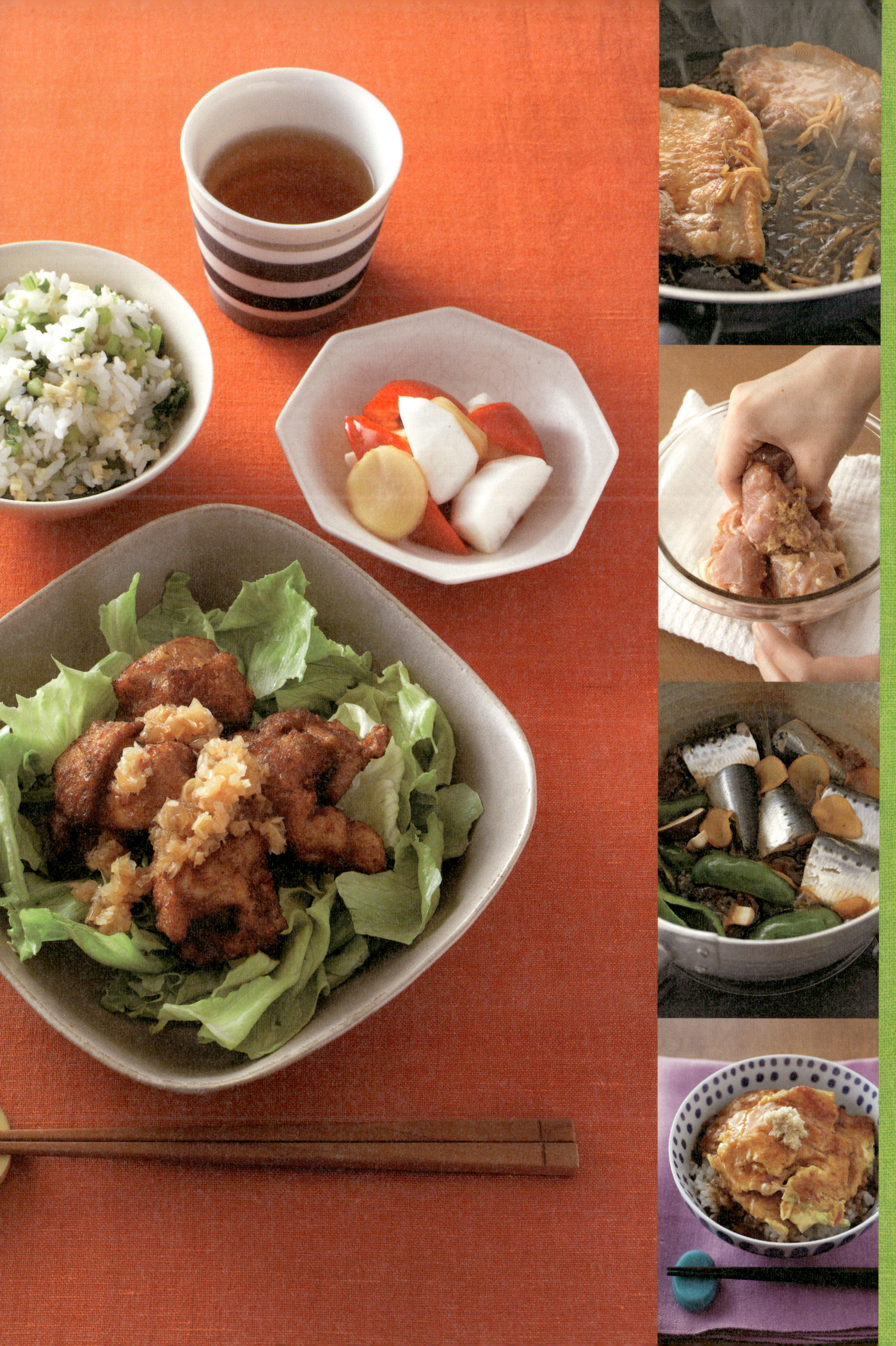

무리 없이 조금씩 사용할 수 있다!

생강을 쉽고 간편하게 이용하는 방법

매일 식탁에 오르는 가정식을 중심으로 생강을 넣을 수 있는 아이디어를 소개하겠다.
어느 요리나 생강을 듬뿍 넣으면서도
무리 없는 조합으로 계속 먹어도 질리지 않는 맛이다.

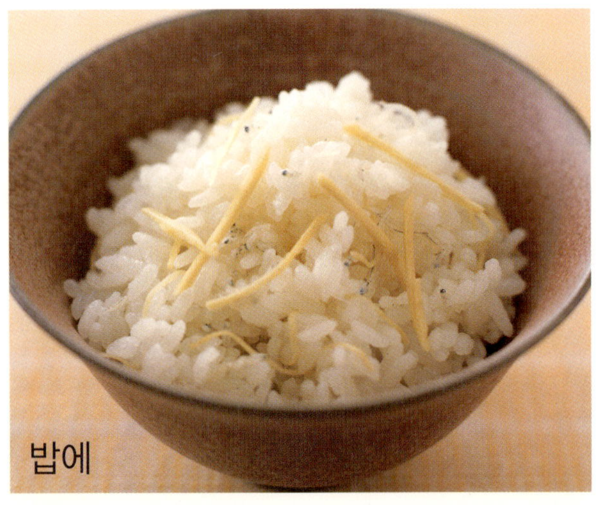

밥에

막 지은 밥에 잔멸치와 채 썬 생강을 섞기만 하면 된다. 생강의 산뜻한
칼칼함이 어우러져 식욕이 없을 때 딱 어울린다. 볶음밥이나 죽 종류에
넣어도 좋다.

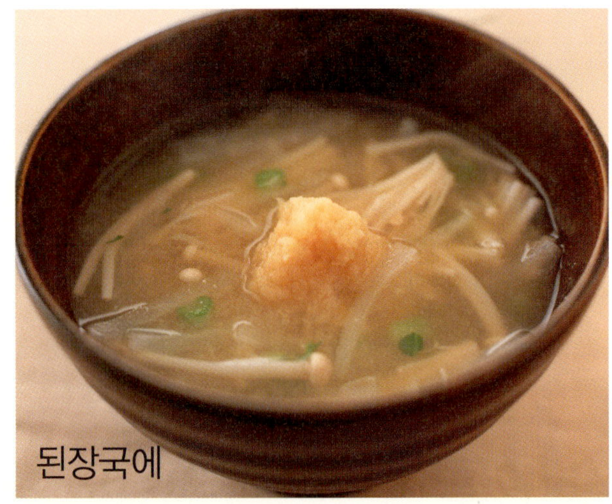

된장국에

된장국의 풍미를 더하기 위해 생강을 넣는다. 막 간 생강을 넣으면 생강
의 향이 국물에 퍼져 새로운 맛을 즐길 수 있다. 돼지고기가 들어간 찌
개나 반찬에 넣으면 더 좋다.

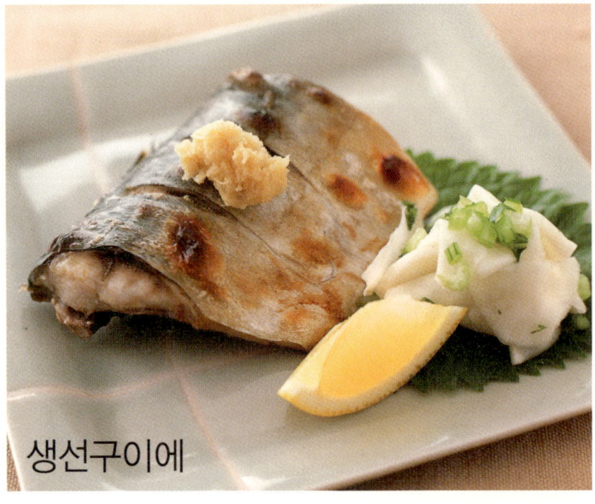

생선구이에

간단하게 소금만 친 생선구이에 생강 간 것을 올린다. 생강을 사용하면
소금이 적은 듯해도 심심하지 않게 느껴져 나트륨 섭취를 줄일 수 있다.

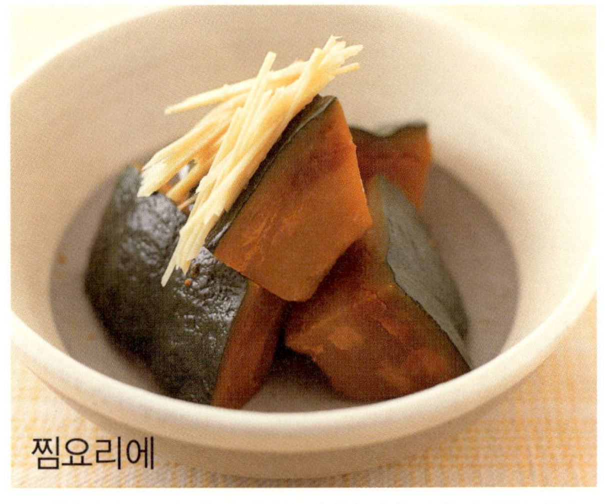

찜요리에

푹 익힌 야채찜 등에 채 썬 생강을 얹기만 하면 된다! 칼칼함을 살리고
싶을 때는 생강즙을 넣어 함께 찐다.

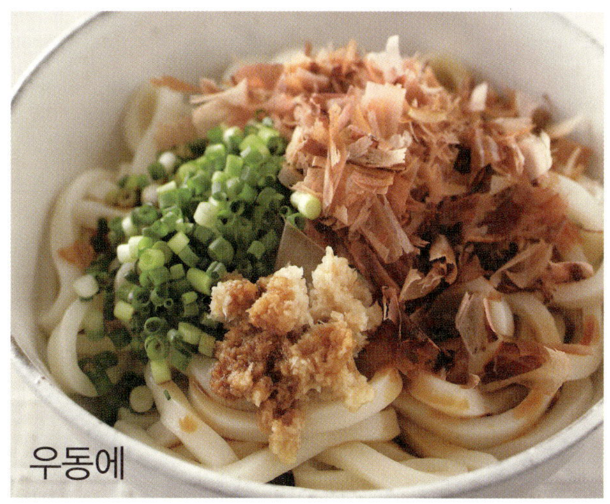

우동에

우동을 삶아 물기를 뺀다. 가다랑어포, 파, 생강 간 것을 듬뿍 넣고 간장을 끼얹은 후 잘 섞어 먹는다. 우동 국물에 넣어 먹어도 좋다.

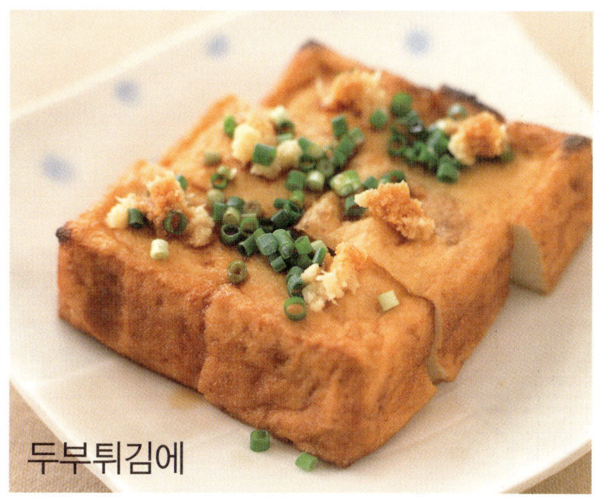

두부튀김에

프라이팬이나 그릴에서 노릇노릇하게 튀긴 두부에 생강 간 것과 파를 올려 간장을 끼얹기만 하면 된다. 두부스테이크에도 생강을 추천한다.

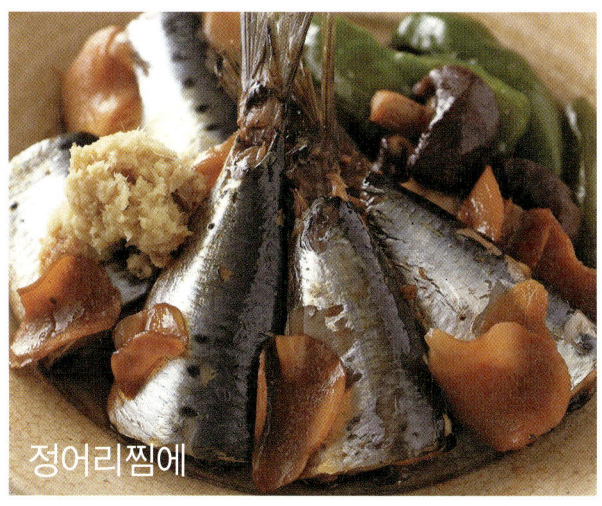

정어리찜에

정어리에 얇게 썬 생강을 듬뿍 올려 달달하고 칼칼하게 익힌 다음 생강 간 것을 더한다. 생강은 등 푸른 생선의 비린내를 없애는 데도 그만이다. 생선 데리야키에 넣어도 잘 어울린다.

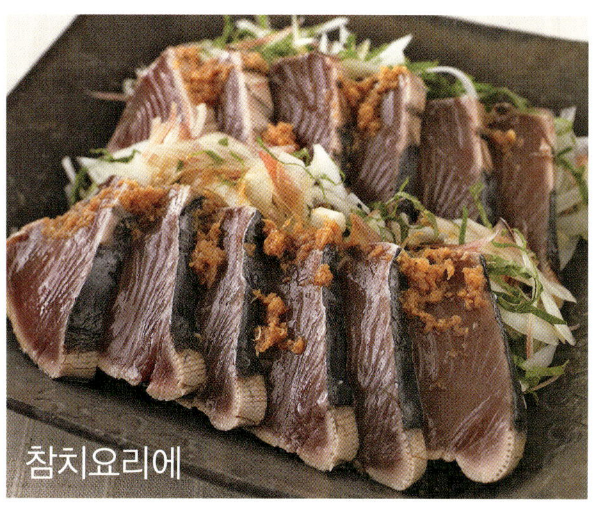

참치요리에

얇게 썬 마늘을 올려 먹기도 하는 참치요리에 생강 간 것을 섞은 초간장(폰즈)을 뿌린다. 다진 양파, 양하, 푸른 차조기 등을 넣으면 더욱 진한 풍미를 즐길 수 있다.

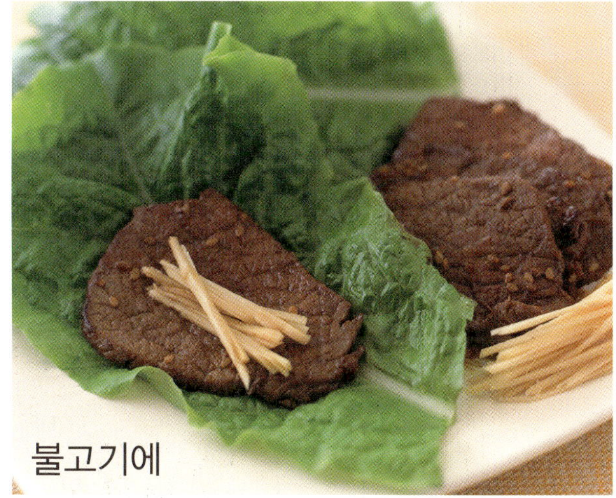

불고기에

양념을 하여 구운 고기에 채 썬 생강을 올려 상추 등의 야채 쌈을 만들어 먹는다. 시판용 양념 소스에 생강 간 것을 듬뿍 넣어 먹어도 좋다.

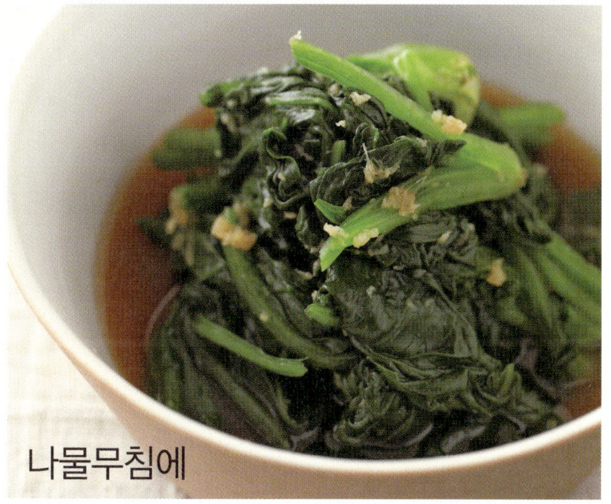

나물무침에

시금치 등의 녹색 채소 무침에도 생강을 넣는다. 나물 국물에 생강 간 것을 넣으면 나물 전체에서 나오는 칼칼한 맛을 즐길 수 있다.

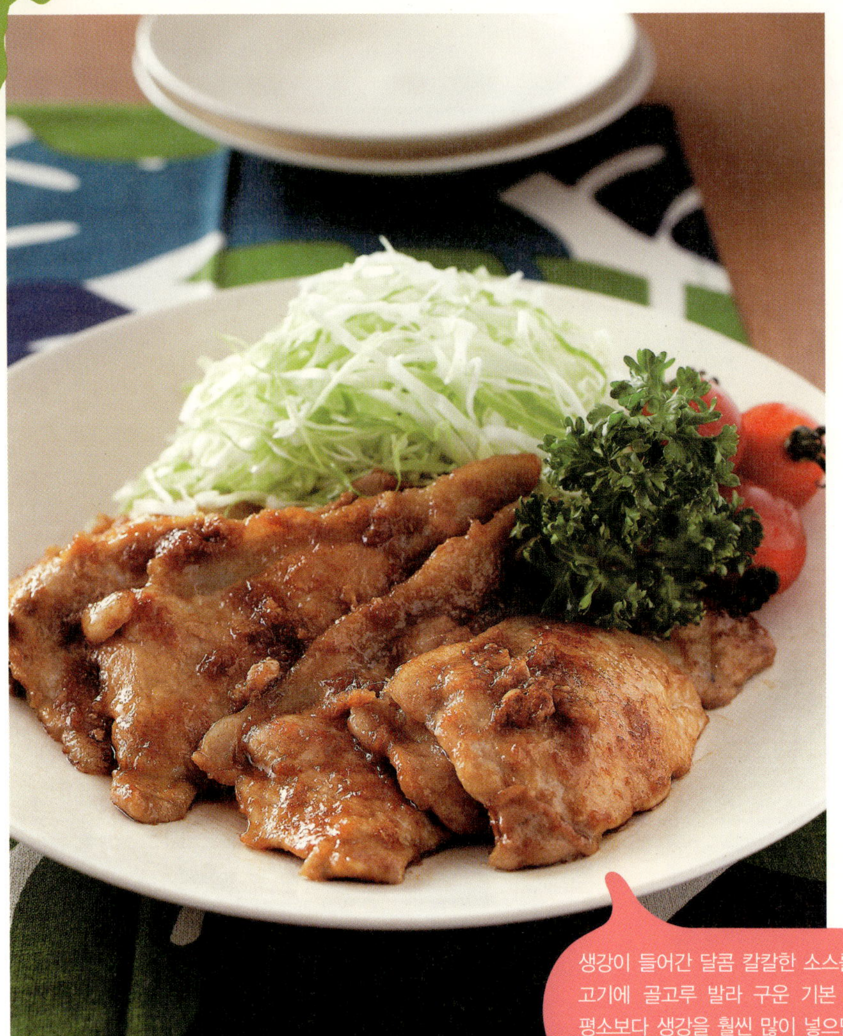

돼지 생강 구이

재료(2인분)

로스용 돼지고기	6조각(200g)
생강 간 것	2조각 분량
간장	1큰술
맛술	1큰술
술	1큰술
박력분	적당량
샐러드유	1/2큰술
채 썬 양배추	100g
방울토마토	4개
파슬리	적당량

1 돼지고기는 힘줄에 칼집을 넣는다. 프라이팬에 기름을 두르고 강한 중불에서 예열한다. 돼지고기에 박력분을 얇게 묻혀 양면을 노릇노릇하게 굽는다.

2 생강, 간장, 맛술, 술을 골고루 묻혀 그릇에 담는다. 양배추, 방울토마토, 파슬리를 함께 낸다(1인분 360kcal).

어레인지! 일품요리

닭고기 생강 데리야키

재료(2인분)

닭다리살	250g
생표고버섯	3개
고추	4개
채 썬 생강	2조각 분량
간장	1큰술
맛술	1큰술
술	2큰술
소금	아주 조금
샐러드유	적당량

1 닭고기는 불필요한 지방을 제거하고, 2cm 폭으로 살짝 칼집을 넣는다. 술 1큰술과 소금을 묻혀 10분간 두어 물기를 뺀다. 버섯은 밑동을 자르고, 고추는 세로로 2~3군데 칼집을 낸다.

2 프라이팬에 기름을 조금 두르고 중불로 가열한 다음, 닭고기를 껍질쪽부터 넣어 주걱으로 눌러 5~6분간 굽는다. 키친타월로 프라이팬의 기름을 닦아낸 뒤 뒤집어서 3분 정도 굽는다.

3 닭고기를 프라이팬 끝에 넣는다. 샐러드유 1/2큰술을 가열하여 버섯을 1분 정도 구운 다음 뒤집고, 고추를 넣는다. 닭고기에 생강을 뿌리고 간장, 맛술, 술 1큰술을 끼얹는다. 닭고기를 한입 크기로 잘라 버섯, 고추와 함께 그릇에 담아낸다(1인분 281kcal).

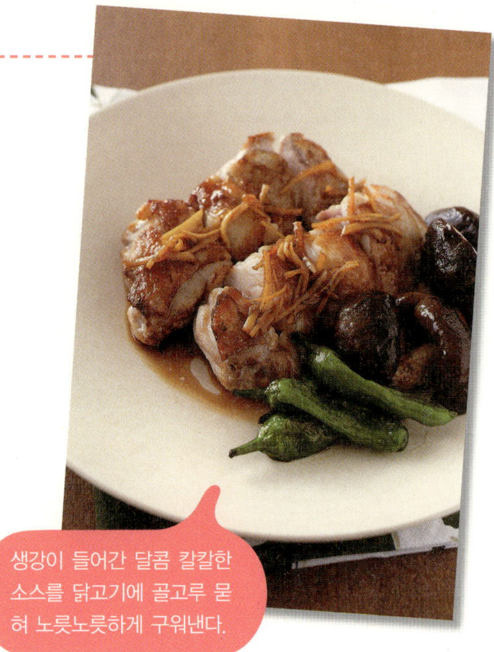

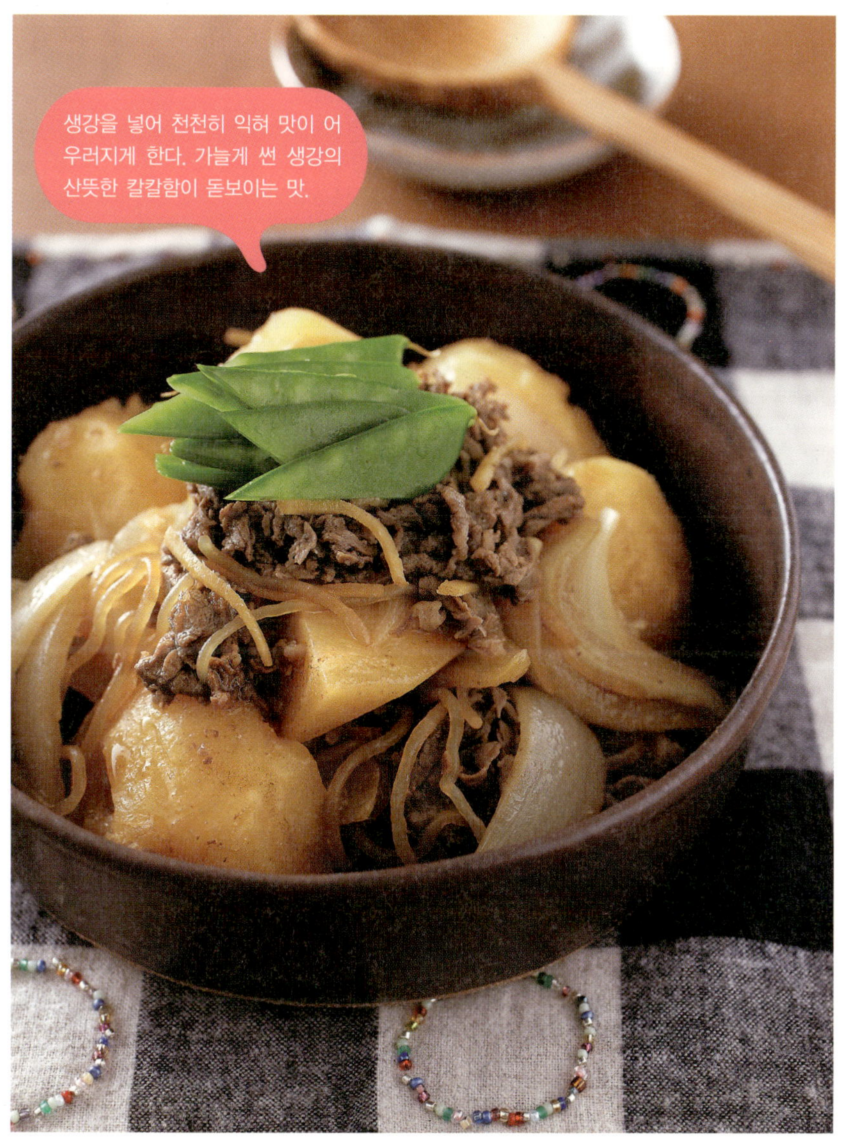

생강 고기 감자 조림

재료(2인분)

불고기용 쇠고기	100g
감자	2개
양파	1/2개
실곤약(가는 곤약)	100g
풋완두(껍질째)	10개
채 썬 생강	2조각 분량
맛국물	150~200㎖
술	1/2큰술
간장	1/2큰술
설탕	1큰술(크게)
소금	조금
샐러드유	2작은술

1 감자는 껍질을 벗겨 4등분한 다음 물에 재빨리 헹궈내어 물기를 뺀다. 양파는 빗모양으로 바른다. 실곤약은 먹기 좋은 크기로 잘라 끓는 물에 데친 후 물기를 뺀다. 풋완두는 줄기를 빼내고 소금물(분량 외)에 데친 후 찬물에 헹궈 사선으로 반 자른다.

2 냄비에 기름을 두르고 중불로 가열하여 감자, 양파, 실곤약의 순서로 넣어 재빨리 볶은 다음, 생강과 불고기를 넣어 1분 정도 볶는다.

3 맛국물을 넣어 끓어오르면 거품을 제거하고, 술, 설탕, 소금을 넣는다. 뚜껑을 덮어 센 불로 5분 정도 끓인 후 위아래를 뒤집어 간장을 넣고 7~10분 정도 더 끓인다

4 불을 끄고 3분 정도 그대로 둔 후 간을 맞춘다. 그릇에 담아 풋완두를 넣는다(1인분 396kcal).

생강 닭고기 조림

재료(2인분)

저민 닭고기	100g
감자	2개
양파	1/2개
실곤약(가는 곤약)	100g
강낭콩(꼬투리째)	10개
맛국물	150~200㎖
술	1과 1/2큰술
간장	1과 1/2큰술
설탕	1큰술(크게)
소금	조금
생강 간 것	2조각 분량
샐러드유	2작은술

1 감자, 양파, 실곤약은 위의 요리와 마찬가지로 자르고 꼬투리 강낭콩은 3~4cm 길이로 자른다.

2 냄비에 기름을 두르고 중불로 가열하여 감자, 양파, 실곤약 순서로 넣고 재빨리 볶은 후 생강과 닭고기를 넣고 1분 정도 볶는다.

3 맛국물을 넣고 끓어오르면 거품을 제거하고, 술, 설탕, 소금을 넣는다. 뚜껑을 덮고 약불에서 8분 정도 끓인 후 위아래를 뒤집어 강낭콩과 간장을 넣어 5~7분 정도 더 끓인다. 불을 끄고 3분 정도 그대로 두어 맛이 어우러지게 한다(1인분 277kcal).

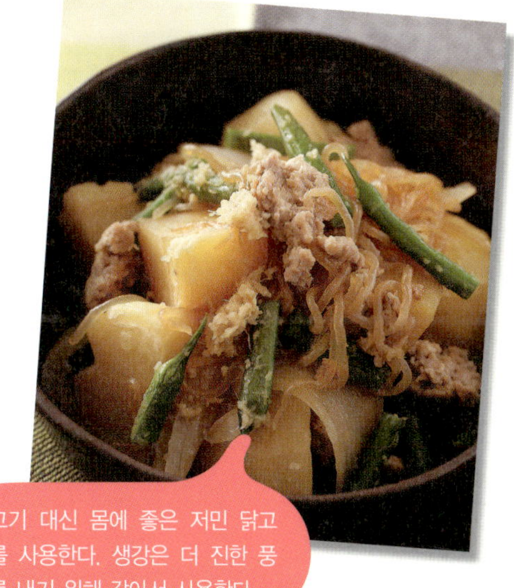

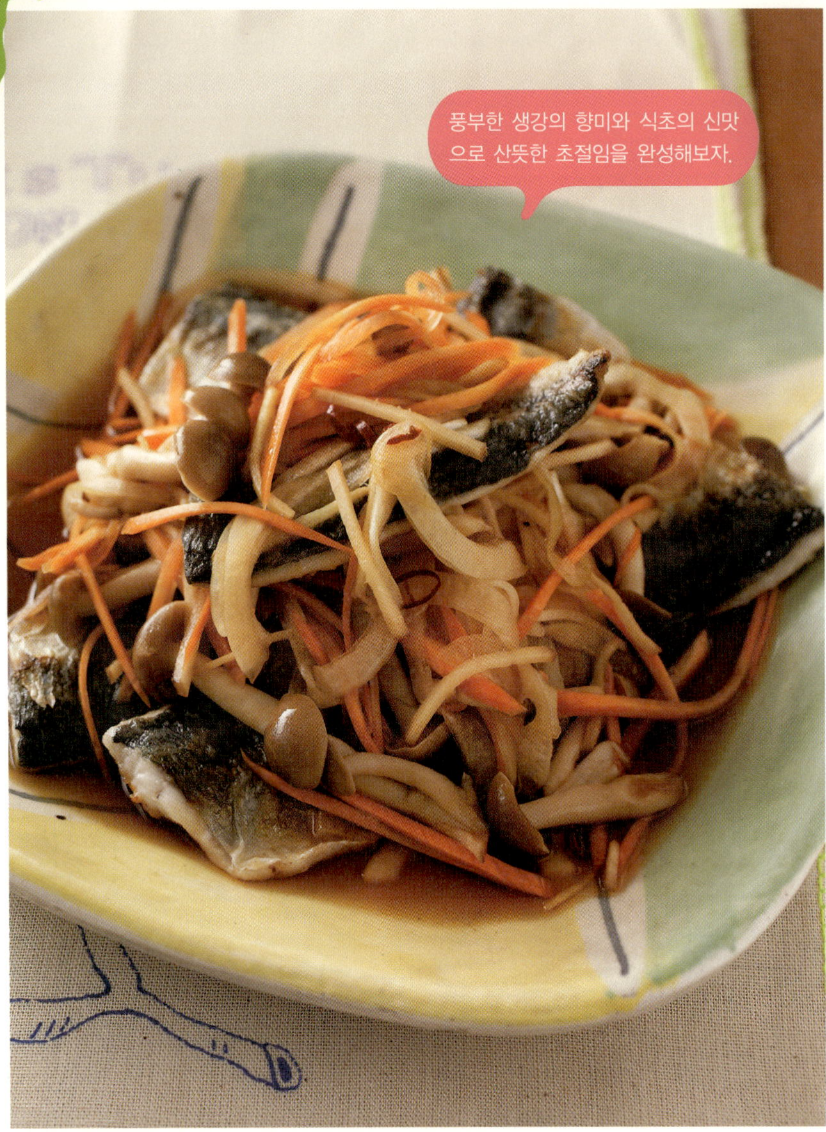

전갱이 생강 초절임

재료(2인분)

전갱이(작은 크기의 손질한 것)	3마리(180g)
양파	1/4개
당근(작은 것)	1/2개
버섯(송이과)	1/2팩(65g)
채 썬 생강	2조각 분량
양념장 — 맛국물	3큰술
양념장 — 식초	3큰술
양념장 — 간장	1과 1/2큰술
양념장 — 설탕	1과 1/2큰술
양념장 — 송송 썬 고추	조금
박력분	적당량
샐러드유	1큰술

1 양파는 가로로 얇게 자르고, 당근은 얇게 어슷썰기해서 채를 썬다. 버섯은 밑동을 잘라 찢어놓는다.

2 내열 볼에 양념장 재료를 넣고 전자레인지에 30초 정도 가열하여 잘 섞는다. 양파, 당근, 생강을 넣고 잘 섞어준다.

3 프라이팬에 기름을 넣고 중불로 가열한 후 전갱이에 박력분을 묻혀 생선 살을 아래로 놓는다. 빈자리에 버섯을 넣어 재빨리 볶고, 버섯만 **2**에 넣는다.

4 전갱이는 뒤집어서 노릇노릇하게 굽고 생선에서 나온 기름을 키친타월로 잘 닦아낸 후 **2**에 넣고 5분간 그대로 둔다(1인분 227kcal).

연어 생강 초절임

재료(2인분)

연어(손질된 것)	2토막
양파	1/4개
당근(작은 것)	1/2개
새송이버섯(큰 것)	1개
채 썬 생강	2조각 분량
양념장	위와 동일
박력분	적당량
샐러드유	1큰술

1 연어는 반으로 잘라 두께를 반으로 자른다. 양파와 당근은 위의 요리와 같은 방법으로 자르고, 새송이버섯은 긴 쪽을 반으로 자른 다음 세로로 다시 반을 자른다. 다시 폭 3~5mm로 자른다.

2 양념장은 위의 요리와 같은 방법으로 만든다.

3 프라이팬에 기름을 둘러 중불에 가열하고, 박력분을 묻힌 연어를 올린다. 빈 자리에 새송이버섯을 넣고 양면을 재빨리 구워 새송이버섯만 **2**에 넣는다.

4 연어는 뒤집어서 노릇노릇하게 구운 다음 키친타월로 기름을 잘 닦아 **2**에 넣고 5분간 둔다(1인분 238kcal).

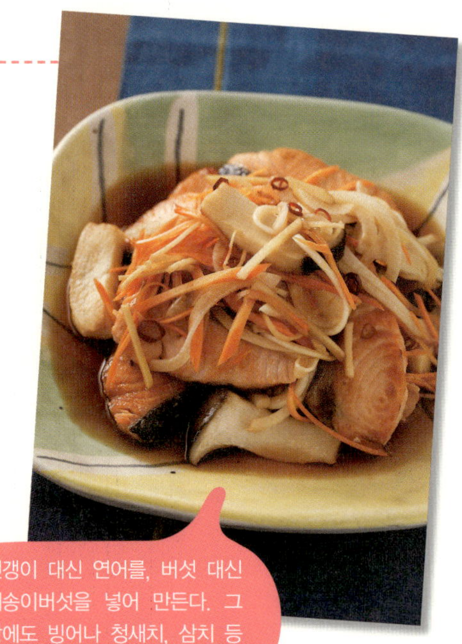

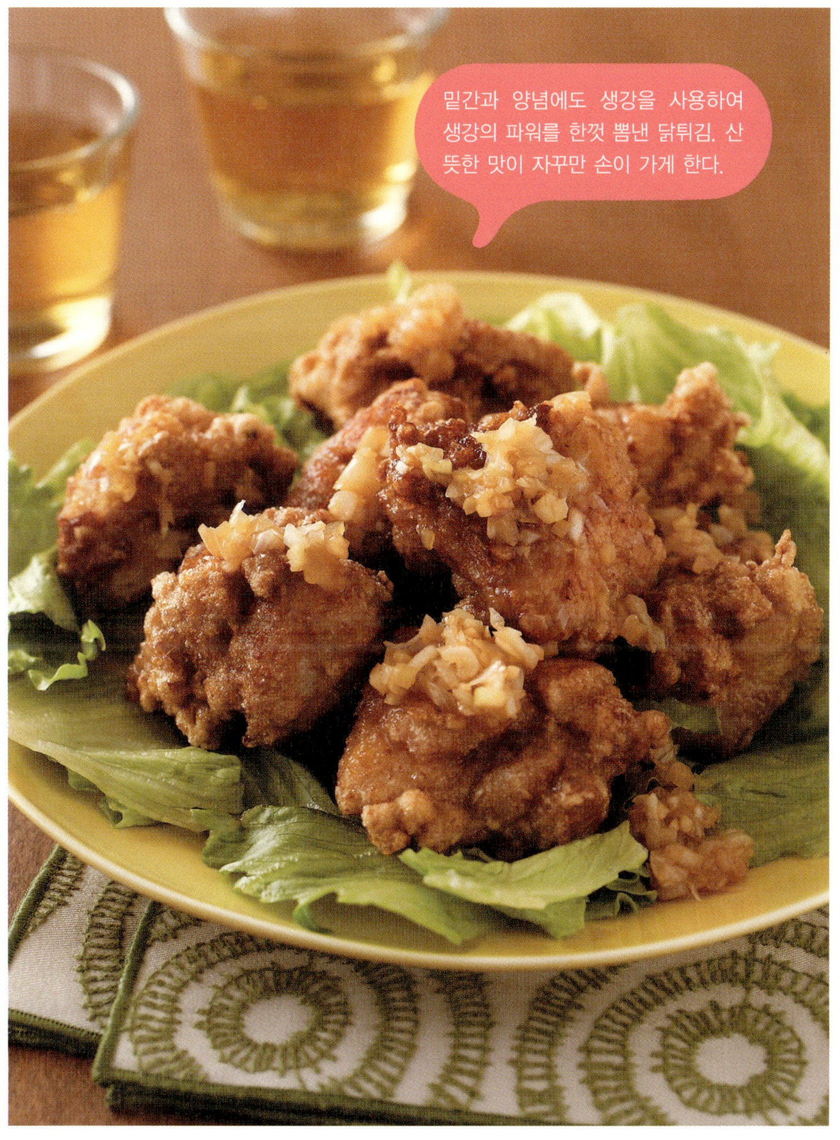

생강소스 닭튀김

재료(2인분)

닭다리살		250g
밑간	생강 간 것	1조각 분량
	술	1큰술
	간장	1/2큰술
	소금, 후추	조금
녹말가루		2와 1/2큰술
생강소스	다진 생강	1과 1/2조각 분량
	다진 파	10cm 분량
	참기름	1작은술
	간장	1작은술
	레몬즙	1큰술
식용유		적당량
양상추 잎		2~3개

1 닭고기는 불필요한 지방을 제거하고 세로로 반으로 자른 후 적당한 크기로 잘라 밑간을 해 10분간 재워둔다. 식용유는 약 180℃로 데워둔다.

2 내열 용기에 생강소스 재료인 생강, 파, 참기름을 넣고 전자레인지에 30초 정도 가열한다. 소스를 꺼내 간장과 레몬즙을 넣어 섞어둔다.

3 닭고기에 녹말을 묻혀 식용유에 넣고 4~5분 튀긴 후 기름을 잘 뺀다.

4 그릇에 한입 크기로 찢은 양상추를 깔고 닭튀김을 올려 소스를 뿌린다(1인분 323kcal).

생강소스 청새치튀김

재료(2인분)

청새치		2토막(200g)
밑간	다진 생강 또는 생강즙	1조각 분량
	술	1큰술
	간장	1/2큰술
	소금, 후추	조금
박력분		2큰술
고구마		100g
피망		2개
생강소스		위와 동일
식용유		적당량

1 청새치는 2cm 폭으로 자르고 밑간을 묻혀 10분간 재워둔다. 고구마는 3mm 두께로 타원형으로 썰어 물에 3분 담근 후 물기를 제거한다. 피망은 세로로 반을 잘라 속을 파낸다. 식용유는 170℃ 정도에 예열해둔다.

2 생강소스는 위와 동일하게 만들어둔다.

3 식용유에 고구마와 피망을 넣고 튀긴 후 기름기를 뺀다. 불을 조금 강하게 하여 식용유를 180℃ 정도에서 가열한다. 밑간을 한 청새치의 물기를 빼고 박력분을 묻혀 2~3분간 튀긴 후 기름기를 뺀다.

4 그릇에 청새치를 담아 소스를 뿌리고 고구마와 피망을 곁들인다(1인분 335kcal).

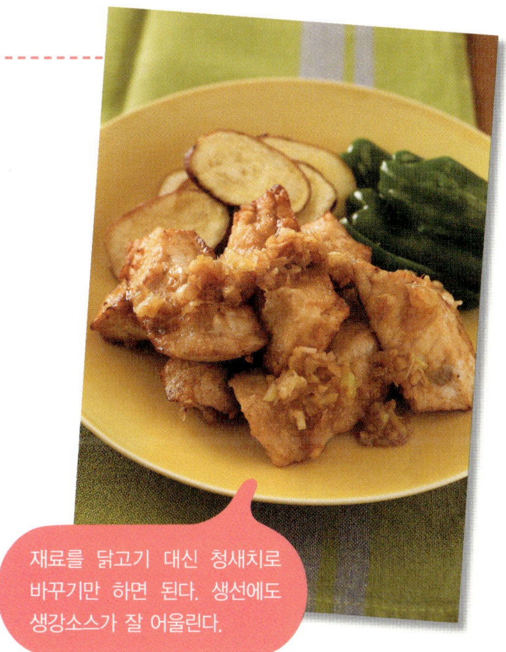

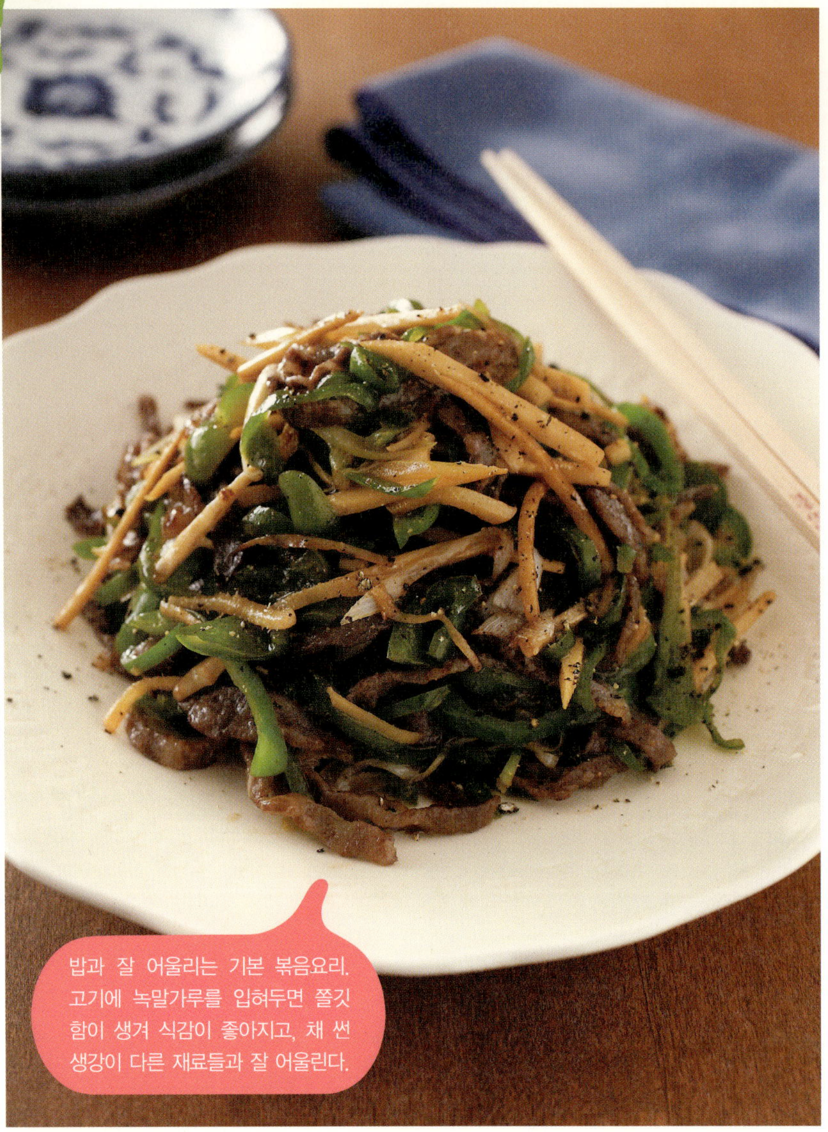

친자오로스

재료(2인분)

불고기용 쇠고기		150g
밑간	마늘 간 것	조금
	간장	1작은술
	술	1작은술
	녹말가루	1작은술
	샐러드유	1작은술
피망		4~5개(150g)
파		1/2개
데친 죽순(작은 것)		1개(50g)
채 썬 생강		2조각 분량
굴소스		1큰술
술		1큰술
소금		아주 조금
굵게 간 후추		적당량
샐러드유		1큰술

1 쇠고기는 폭 5mm로 자르고, 재료를 순서대로 넣은 밑간에 재워둔다. 피망은 세로로 반을 잘라 속을 제거한다. 파는 세로로 반을 잘라 어슷썰기를 한다. 죽순은 채를 썰어 물에 삶은 후 물기를 뺀다.

2 프라이팬에 기름을 두르고 중불로 가열한 후 쇠고기를 넣고 풀어가면서 볶는다. 쇠고기 색이 변하면 생강, 죽순, 피망을 넣어 1분 정도 볶고, 파를 넣어 다시 잘 볶아준다.

3 굴소스, 술, 소금, 후추를 약간 넣어 간을 하고 그릇에 담아 후추를 살짝 뿌린다(1인분 289kcal).

닭고기 생강 친자오로스

재료(2인분)

닭가슴살	150g
밑간	위와 동일
피망	4~5개
숙주	1/2봉지(120g)
채 썬 생강	2조각 분량
굴소스	1큰술
술	1큰술
소금	아주 조금
굵게 간 후추	적당량
샐러드유	1큰술

1 닭고기는 두께를 반으로 잘라 폭 7mm로 자르고 순서대로 넣은 밑간에 재워둔다. 피망은 위와 마찬가지 방법으로 자르고, 숙주는 씻어 물기를 잘 뺀다.

2 프라이팬에 기름을 두르고 중불로 가열하여, 닭고기를 넣고 풀어가면서 볶는다. 색이 거의 변하면 생강, 피망을 넣고 1분 정도 볶는다. 숙주를 넣은 후 센 불에 다시 1분 정도 볶아준다.

3 굴소스, 술, 소금, 후추를 약간 넣어 간을 하고 그릇에 담아 후추를 살짝 뿌린다(1인분 270kcal).

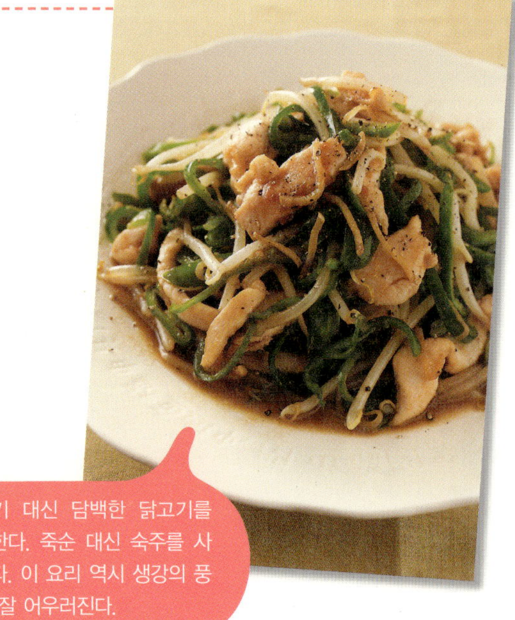

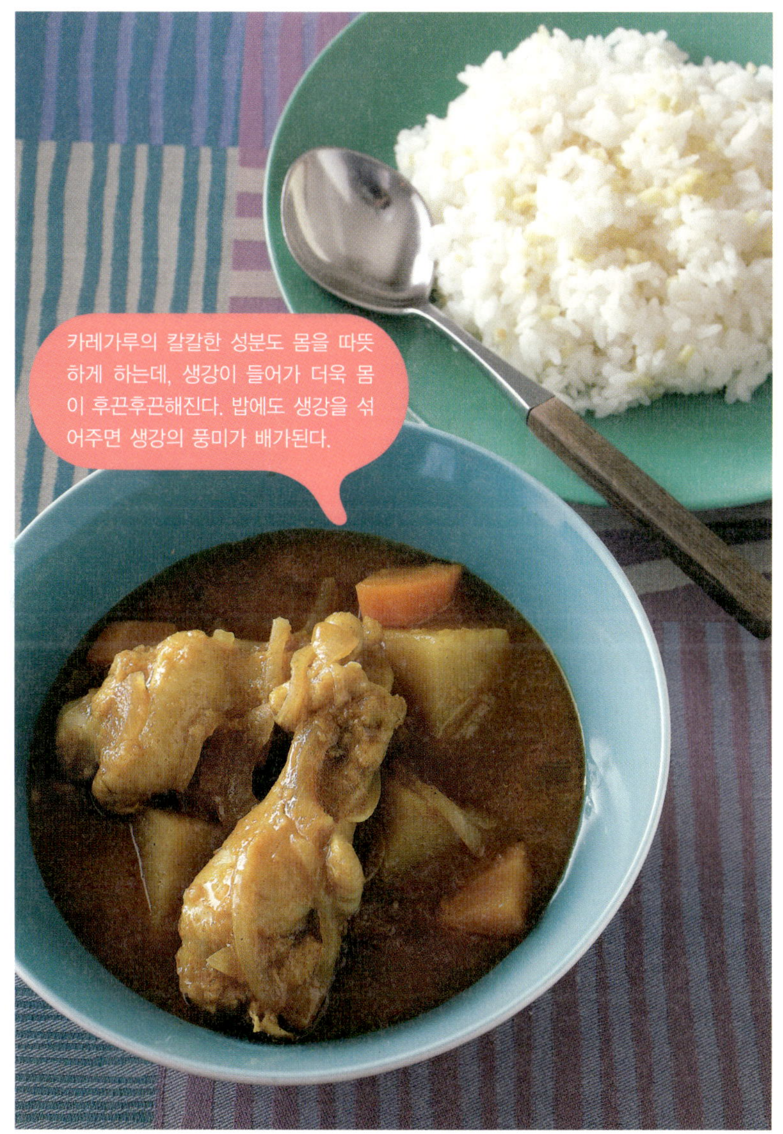

닭고기 생강 카레

재료(2인분)

닭봉	4개
감자	1개
양파	1/2개
당근(작은 것)	1/2개
생강 간 것	2조각 분량
마늘 간 것	1/2조각 분량
카레가루	1큰술
치킨스톡(고형)	1/2개
토마토케첩	1/2큰술
멘츠유(3배 농축 타입)	1큰술
술	1큰술
소금	조금
따뜻한 밥	300g
다진 생강	1조각 분량
샐러드유	1큰술

1 닭봉은 물기를 제거하고 소금을 뿌려둔다. 감자는 6등분으로 잘라 물에 3분간 담갔다가 물기를 뺀다. 양파는 반으로 자른 후 얇게 썰고, 당근은 두께 1cm의 은행잎 모양으로 잘라놓는다.

2 프라이팬에 기름을 두르고 중불로 가열한 뒤 양파를 넣어 부드러워질 때까지 볶는다. 닭봉, 감자, 당근, 생강 간 것(분량의 반), 마늘을 순서대로 넣고 볶는다.

3 카레가루를 넣고 재빨리 볶은 다음 물 300㎖, 치킨스톡, 케첩, 멘츠유, 술을 넣고 끓인다. 거품을 걷어낸 후 뚜껑을 덮고 약불로 10분 정도 끓인다. 간이 싱거우면 소금을 치고, 남은 생강 간 것을 섞어 그릇에 담는다.

4 밥에 다진 생강을 섞어 그릇에 담고 카레와 곁들인다(1인분 558kcal).

생강을 넣은 드라이 카레

재료(2인분)

다진 돼지고기	200g
양파	1/2개
당근(작은 것)	1/2개
양배추 잎	1장
다진 생강	2조각 분량
생강 간 것	1조각 분량
다진 마늘	1/2조각 분량
카레가루	1큰술
박력분	1작은술
치킨스톡(고형)	1/2개
토마토케첩	1큰술
술	1큰술
소금	1/3작은술
후추	조금
따뜻한 밥	300g
샐러드유	1큰술

1 양파와 당근은 잘게 썰어놓는다. 양배추는 사방 1cm 정도로 자른다.

2 프라이팬에 기름을 두르고 중불로 가열한 뒤 양파와 당근을 넣어 부드러워질 때까지 볶는다. 돼지고기, 다진 생강(분량의 반), 마늘을 넣는다. 고기의 색이 변할 때까지 볶아준다.

3 카레가루와 박력분을 뿌리고 치킨스톡, 케첩, 술, 물 200㎖를 넣는다. 가끔 저어주면서 뚜껑을 덮고 약불로 5분 정도 끓인다. 양배추를 넣고 다시 5분 정도 끓이고 물기가 거의 없어지면 소금, 후추, 생강 간 것으로 간을 맞춘다.

4 밥에 남은 다진 생강을 섞어 그릇에 담는다. 카레를 뿌리고 파슬리가 있으면 다져 살짝 장식한다(1인분 552kcal).

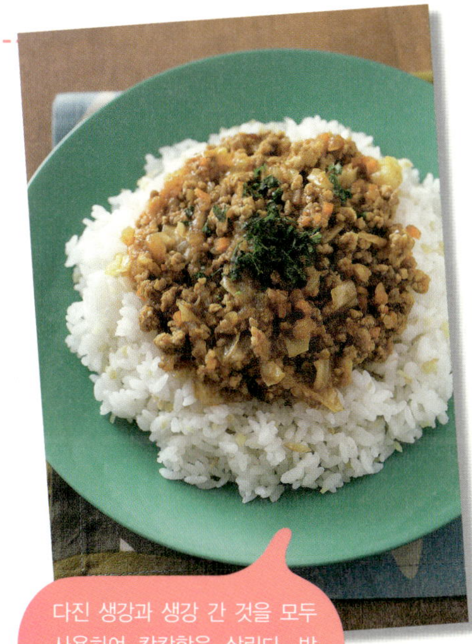

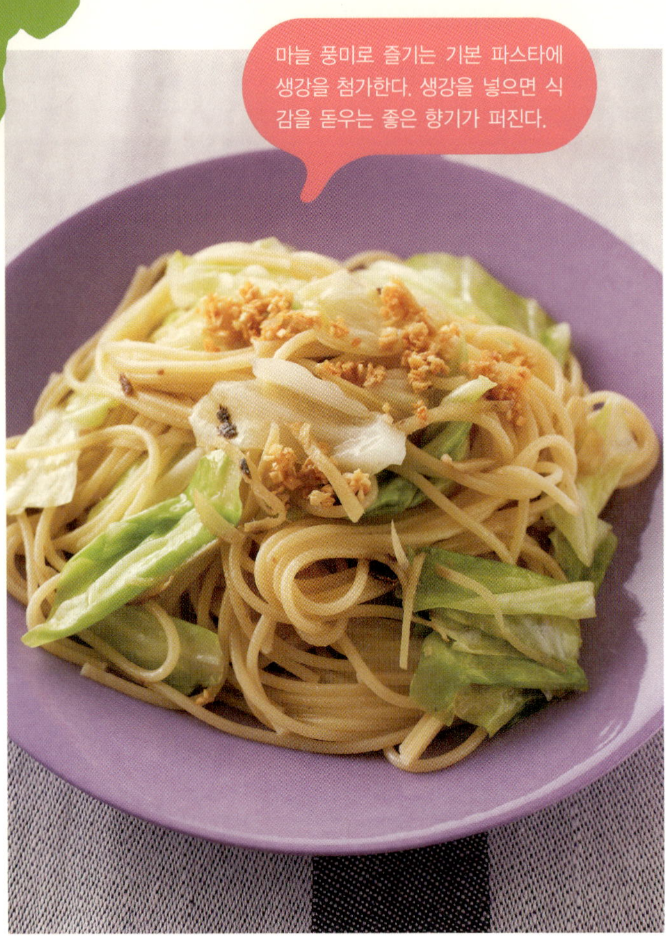

양배추와 안초비를 넣은 생강 풍미의 파스타

재료(2인분)

스파게티	140g
양배추	200g
안초비	3장
다진 마늘	1조각 분량
채 썬 생강	1조각 분량
소금	1/2큰술
올리브유	2큰술

1 양배추는 사방 4cm로 썰고, 안초비는 다진다. 큰 냄비에 물 2ℓ를 끓여 소금을 넣고 스파게티를 겉포장의 표시대로 삶는다.

2 프라이팬에 올리브유 1/2큰술과 마늘을 넣고 약한 중불로 가열하여 바삭바삭해지면 꺼낸다. 같은 프라이팬에 올리브유 1큰술, 생강, 안초비를 넣고 중불에 재빨리 볶는다.

3 스파게티가 완전히 익기 1분 전에 양배추를 넣고 함께 삶아 낸다.

4 2의 프라이팬을 중불로 가열하여 스파게티, 양배추, 삶은 물을 약간 넣고 버무려 불을 끄고 올리브유 1/2큰술을 고루 끼얹는다. 그릇에 담아 마늘을 올린다(1인분 414kcal).

생강을 넣은 돼지고기 부추 야키우동

재료(2인분)

삶은 우동	2팩
불고기용 돼지고기	100g
부추	1/2다발
파	2개
얇게 썬 생강	1조각 분량
생강 간 것	1조각 분량
굴소스	1큰술(크게)
술	2큰술
소금, 후추	조금
샐러드유	1큰술

1 돼지고기에 소금과 술 1큰술을 버무려둔다. 부추는 길이 4cm로 자르고, 파는 얇게 어슷썰기를 한다. 우동은 씻어 풀어 물기를 뺀다.

2 프라이팬에 기름을 두르고 중불로 가열하여 돼지고기를 넣고 색이 변할 때까지 볶는다. 얇게 썬 생강과 파를 넣고 재빨리 볶고, 우동을 넣어 강한 중불로 1~2분 볶는다.

3 굴소스, 술 1큰술, 후추로 간을 한다. 싱거우면 소금을 약간(분량 외) 친다. 마지막으로 부추를 넣어 재빨리 볶아 그릇에 담고 생강 간 것을 올린다(1인분 396kcal).

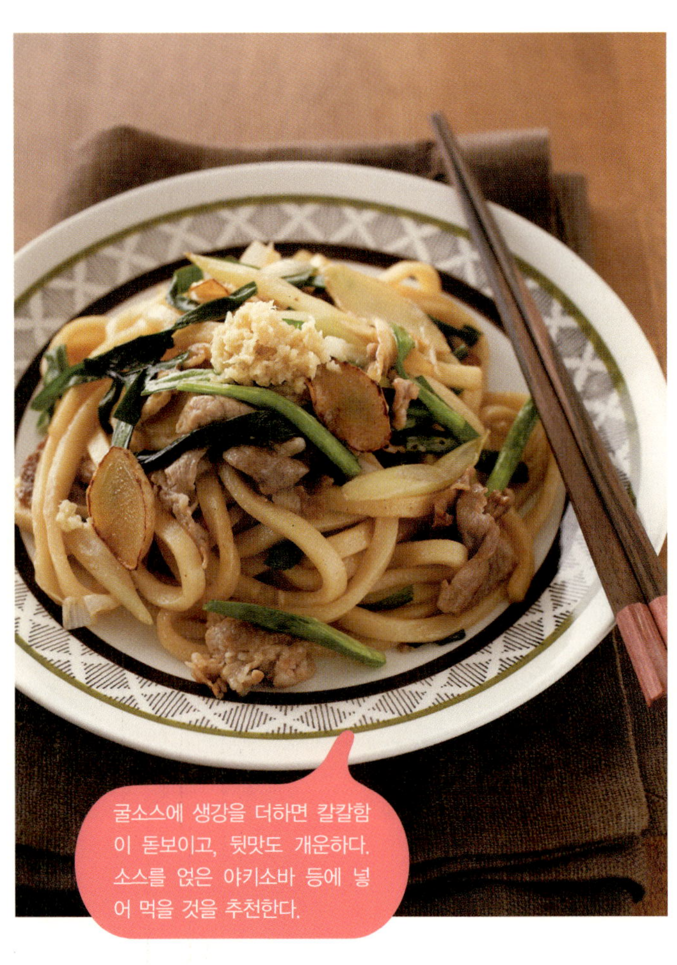

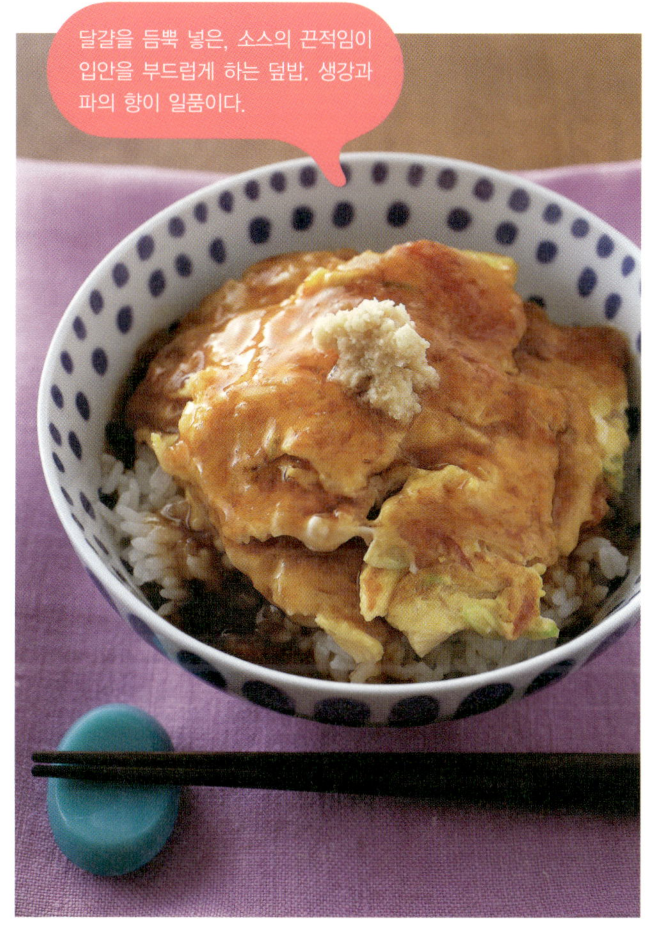

생강 풍미의 텐진풍 덮밥

재료(2인분)

달걀	3개	설탕	1/2큰술
파	1/2개	치킨스톡(과립)	조금
팽이버섯	작은 것 1/2개(50g)	녹말가루	1/2큰술
게살 맛 어묵	4개	따뜻한 밥	300g
다진 생강	1/2조각 분량	소금	조금
생강 간 것	1과 1/2조각 분량	후추	적당량
간장	1큰술	샐러드유	1큰술
술	1큰술		

1 달걀은 볼에 잘 풀어놓는다. 파는 송송 썬다. 팽이버섯은 밑동을 자르고 폭 2cm로 잘라 풀어놓는다. 게살 맛 어묵은 반으로 자른다.

2 프라이팬에 기름 1/2큰술과 다진 생강을 넣고 중불로 가열한 다음 파, 버섯, 어묵 순으로 넣어 부드러워질 때까지 볶는다. 소금과 후추를 조금 뿌리고 풀어놓은 달걀에 넣어 섞는다.

3 프라이팬을 재빨리 닦는다. 기름 1/2큰술을 강한 중불로 가열하여 **2**를 넣고 크게 저어 살짝 익힌다. 주걱으로 4등분으로 잘라 위아래를 뒤집어 재빨리 굽고 그릇에 담은 밥에 올린다.

4 프라이팬을 재빨리 닦아 간장, 술, 설탕, 치킨스톡, 후추 조금, 녹말가루, 물 120㎖를 넣고 섞어주면서 끓여 생강 간 것 1/2 분량을 섞는다. **3**에 올리고 남은 생강 간 것을 첨가한다(1인분 498kcal).

유부와 버섯 생강 솥밥

재료(4인분)

쌀	2홉(360㎖)
유부	2/3장(20g)
새송이버섯	1팩(100g)
잔멸치	20g
채 친 생강	2조각 분량
멘츠유(3배 농축 타입)	2와 1/2큰술
술	2큰술
소금	조금
송송 썬 실파	2개 분량

1 쌀은 씻어 소쿠리에 올려 30분간 둔다. 유부는 키친타월로 눌러 기름기를 제거하고 세로로 반을, 가로로 폭 2mm로 자른다. 새송이버섯은 길이를 반으로 자른 후 세로로 두께 3mm로 자른다.

2 밥솥 안에 쌀, 멘츠유, 술, 소금을 넣는다. 물의 양을 평상시보다 적게 넣어 섞는다. 생강, 멸치, 유부, 새송이버섯 순으로 넣고 바로 밥을 짓는다.

3 밥이 다 지어지면 재빨리 뒤적여 그릇에 담아 실파를 뿌린다 (1인분 317kcal).

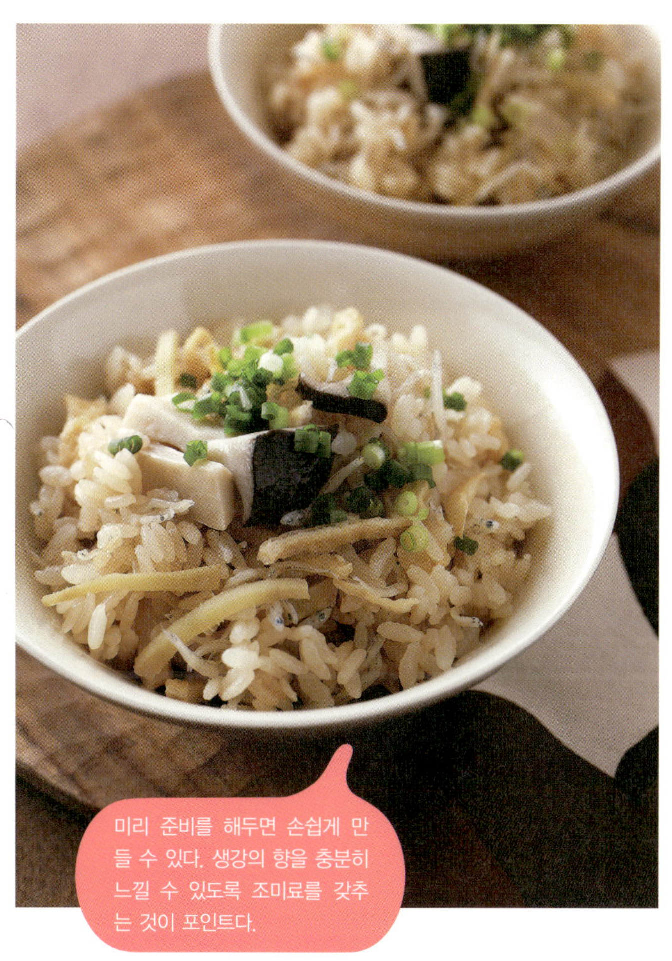

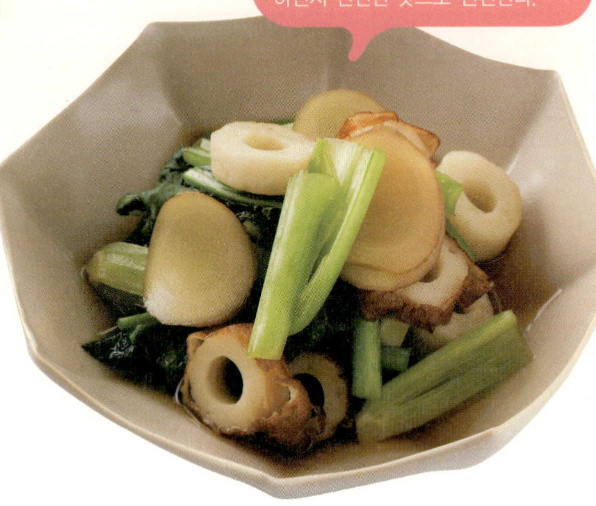

소송채와 어묵 생강 조림

소송채	200g
어묵(가운데 구멍 난 어묵, 작은 것)	2개
얇게 썬 생강	1조각 분량
멘츠유(3배 농축 타입)	1과 1/2큰술
술	1과 1/2큰술

1 소송채는 밑동을 세로로 4등분해서, 길이 4cm로 자른다. 어묵은 두께 5mm로 썰어놓는다.

2 프라이팬에 어묵, 생강, 멘츠유, 술, 물 100㎖를 넣고 강한 중불로 푹 끓인다. 소송채의 줄기와 잎을 넣고 크게 섞어가며 재빨리 익힌다(1인분 35kcal).

연근과 생강 무침

재료(4인분)

연근(작은 것)	2개(300g)
채 썬 생강	1조각 분량
송송 썬 고추	1/2개 분량
멘츠유(3배 농축 타입)	1과 1/2큰술
술	1과 1/2큰술
설탕	조금
참기름	1큰술

1 연근은 껍질을 벗겨 두께 3mm의 반달 모양으로 썰고, 식초를 조금(분량 외) 넣은 물에 3분 정도 담가두었다가 물기를 뺀다.

2 프라이팬에 기름을 두르고 중불로 가열한 다음 연근과 생강을 넣고 연근이 투명해질 때까지 볶는다. 고추, 멘츠유, 술, 설탕으로 간을 하여 재빨리 버무린다(1인분 65kcal).

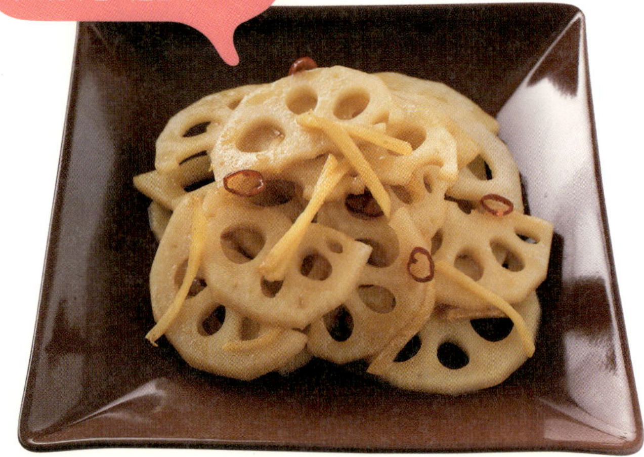

고구마 생강 조림

재료(4인분)

고구마(가는 것으로)	1개(150g)
얇게 썬 생강	2조각 분량
레몬 조각(껍질을 벗겨 링 모양으로 썬 것)	1개
설탕	2큰술

1 고구마는 두께 3~5mm로 썰어 물에 5분 정도 담갔다가 물기를 뺀다.

2 작은 스테인리스 냄비에 고구마, 생강, 레몬, 설탕을 넣고 물 100㎖를 넣어 중불로 가열한다. 끓어오르면 뚜껑을 덮고 12~13분 삶는다(1인분 69kcal).

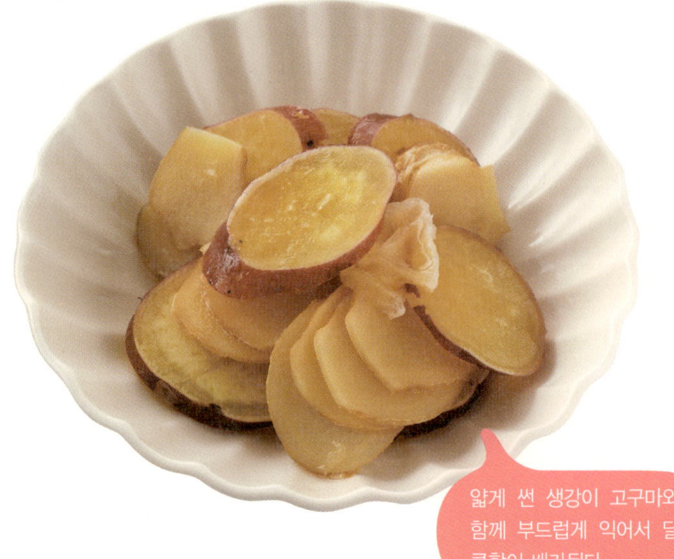

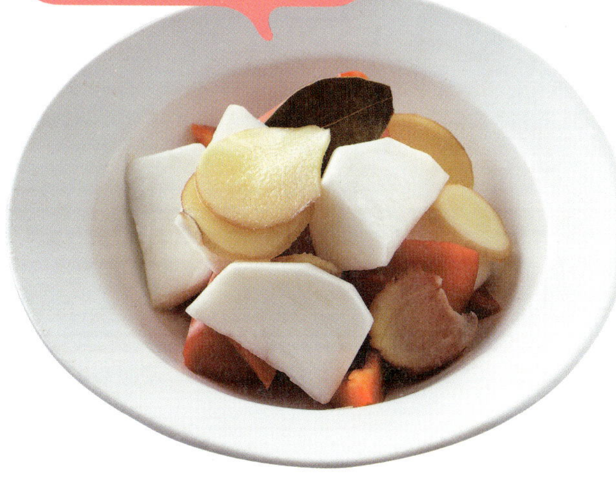

순무 파프리카 생강 피클

순무(작은 것)	3개	통후추(백색 또는 흑색)	5개
파프리카(빨간색)	1개	식초	100㎖
얇게 썬 생강	2조각 분량	설탕	2큰술
월계수 잎(작은 것)	1장	소금	1작은술

1 순무는 껍질을 벗겨 빗 모양으로 썬다. 파프리카는 세로로 반을 잘라 씨를 제거하고 세로 폭 2~3cm로 자른 다음 사선으로 3등분한다.

2 내열 볼에 식초, 설탕, 소금, 물 100㎖, 월계수 잎, 후추를 넣고 섞어준다. 순무, 파프리카, 생강을 넣는다. 랩을 씌워 전자레인지에서 2분 정도 가열하여 재빨리 섞어준다(1인분 39kcal).

생강이 들어간 코울슬로

재료(4인분)

양배추	400g	샐러드유	2큰술
양파	1/4개	식초	2큰술
당근(작은 것)	1/2개	소금	1작은술
채 썬 생강	2~3조각 분량	설탕	1/2작은술
다진 파슬리	2큰술	후추	조금

드레싱

1 양배추의 두꺼운 심은 섬유 결과 직각으로 얇게 썰어주고, 잎 부분은 채 썬다. 양파는 가로로 얇게 썬다. 당근은 얇게 어슷 썰기해서 채 썬다. 생강, 파슬리와 함께 모두 볼에 담는다.

2 1에 드레싱을 뿌리고, 나머지 재료를 넣고 잘 버무린다(1인분 95kcal).

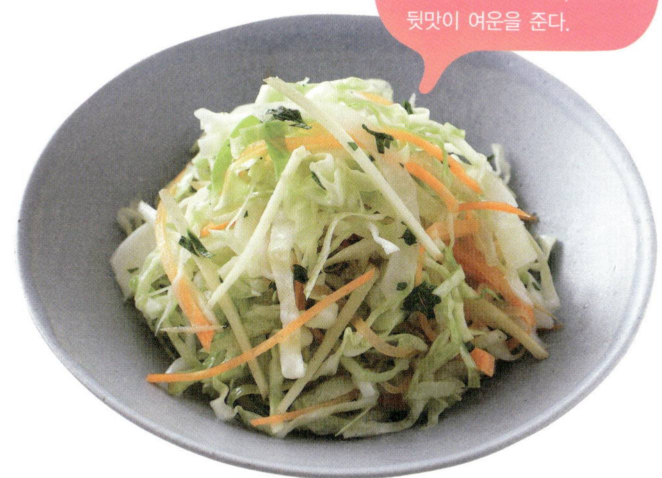

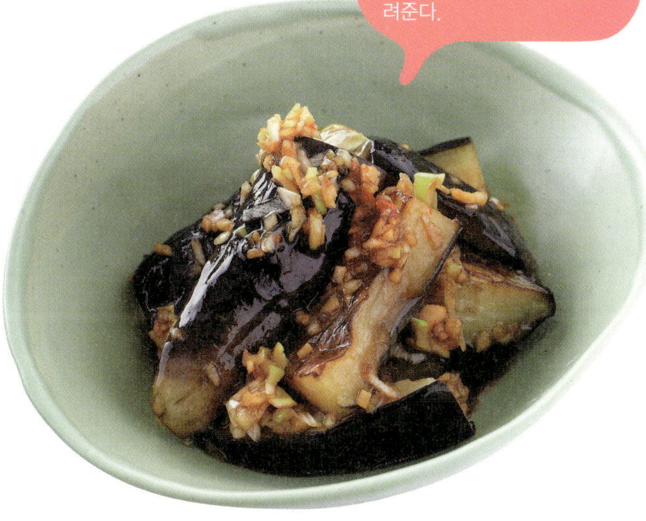

생강이 들어간 가지나물

재료(4인분)

가지	4개
다진 생강	2조각 분량
다진 파	10cm 분량
간장	1과 1/2큰술
식초	1큰술
설탕	1/2큰술
참기름	1/2큰술
두반장	1/4작은술
샐러드유	3큰술

매운 양념 소스

1 양념 소스 재료를 잘 섞어놓는다. 가지는 꼭지를 따고 길이를 반으로 잘라 세로로 4등분한다.

2 프라이팬에 기름을 두르고 강한 중불로 가열하여, 가지 껍질 부분부터 넣어 뚜껑을 덮는다. 전체적으로 구워진 색으로 변할 때까지 3~4분 굽는다. 키친타월에 올려 기름기를 빼고 양념에 버무린다(1인분 105kcal).

생강이 듬뿍 들어간

식탁에 자주 오르는 기본 메뉴를 중심으로 생강을 이용한 아침, 점심, 저녁 메뉴를 만들어보자.

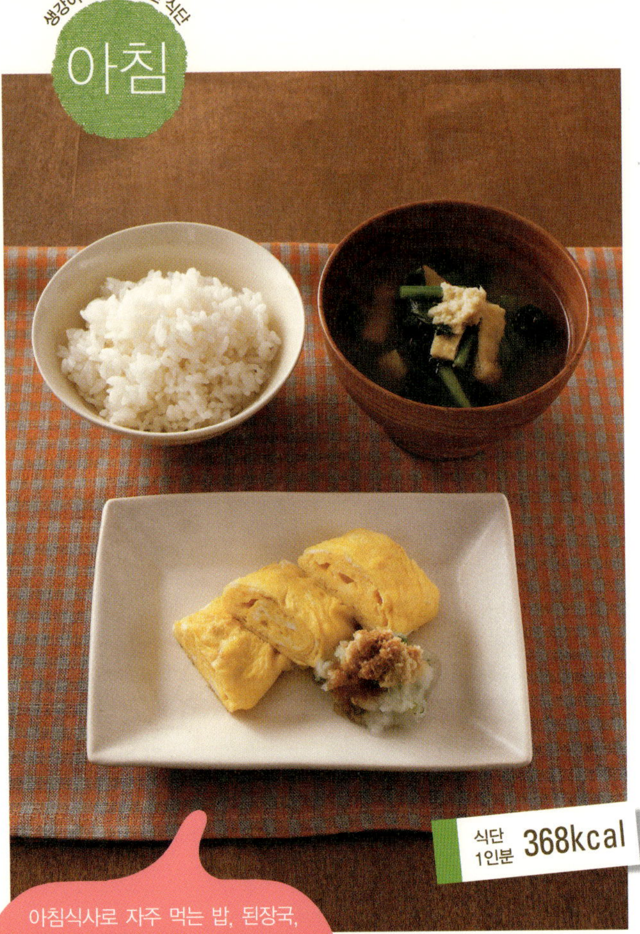

아침식사로 자주 먹는 밥, 된장국, 달걀말이 식단에 생강을 첨가했을 뿐이다. 아침에는 체온을 높일 수 있도록 생강 간 것을 사용하는 것이 포인트다.

소송채와 유부 생강 된장국 1인분 50kcal

재료(2인분)

소송채	100g
유부	1/3장(10g)
생강 간 것	1조각 분량
맛국물	300㎖
된장	1큰술(크게)

❶ 소송채는 세로로 4등분해서 폭 2cm로 자른다. 유부는 키친타월로 눌러 기름기를 제거한 다음 세로로 2등분하고 폭 5mm로 썬다.

❷ 냄비에 맛국물과 유부를 넣어 끓이고, 소송채의 줄기와 잎 순으로 넣어 재빨리 끓인다. 된장을 잘 풀어 끓어오르면 불을 끈다. 그릇에 담아 생강을 넣는다.

생강 달걀말이 1인분 116kcal

재료(2인분)

달걀	2개
우유	1큰술
설탕	1/2큰술
소금	조금
샐러드유	적당량
무	150g
생강 간 것	1조각 분량
송송 썬 실파	2개 분량
간장	조금

❶ 달걀을 풀어 우유, 설탕, 소금을 섞는다. 기름을 약간 두르고 중불로 가열한 프라이팬에 풀어놓은 달걀 1/2을 넣어 끝에서부터 말면서 기름을 조금씩 넣는다. 나머지 달걀을 2회로 나눠 넣으면서 같은 방법으로 말아준다. 적당한 크기로 잘라 그릇에 담는다.

❷ 무는 갈아서 물기를 가볍게 짜고 송송 썬 실파를 섞는다. 달걀말이와 함께 담아 생강을 올리고 간장을 뿌린다.

밥 1인분 120g의 밥을 함께 내놓는다. 1인분 202kcal

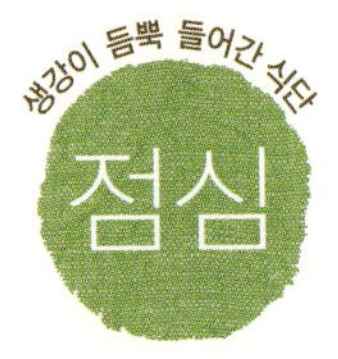

간단하게 만들고 싶을 때는 부재료인 야채는 불을 사용하지 않고 편하게 먹을 수 있는 것으로 선택한다. 오이와 순무로 만든 겉절이에도 생강의 풍미가 잘 어우러진다.

생강을 넣은 돼지고기 부추 야키우동 →34쪽 1인분 396kcal

오이와 순무 생강 겉절이 1인분 21kcal

재료(2인분)

오이	1개
순무(작은 것)	2개
채 썬 생강	1조각 분량
식초	1작은술
소금	1/3작은술
설탕	1/3작은술

오이는 두께 5mm로 잘게 썰어놓는다. 순무는 두께 3mm의 링 모양으로 썰어 소금과 설탕을 뿌려 10분간 둔다. 생강을 넣고 잘 버무려 물기를 충분히 짠 후 식초를 섞는다.

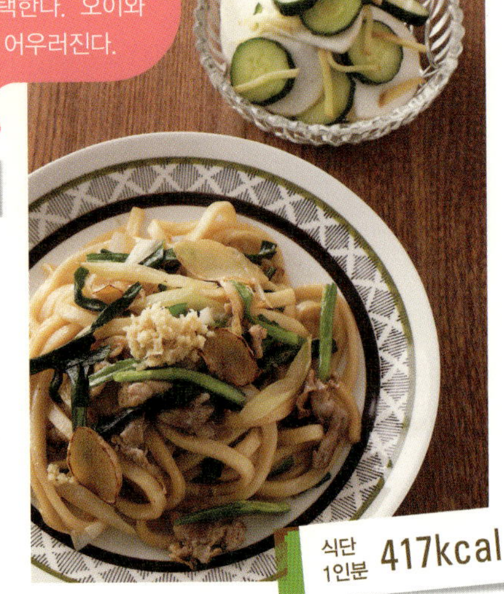

기본 메뉴로 추천하는 식단

이 메뉴로 하루 종일 몸이 후끈후끈 따뜻해지고, 생강의 위력을 실감할 수 있을 것이다.

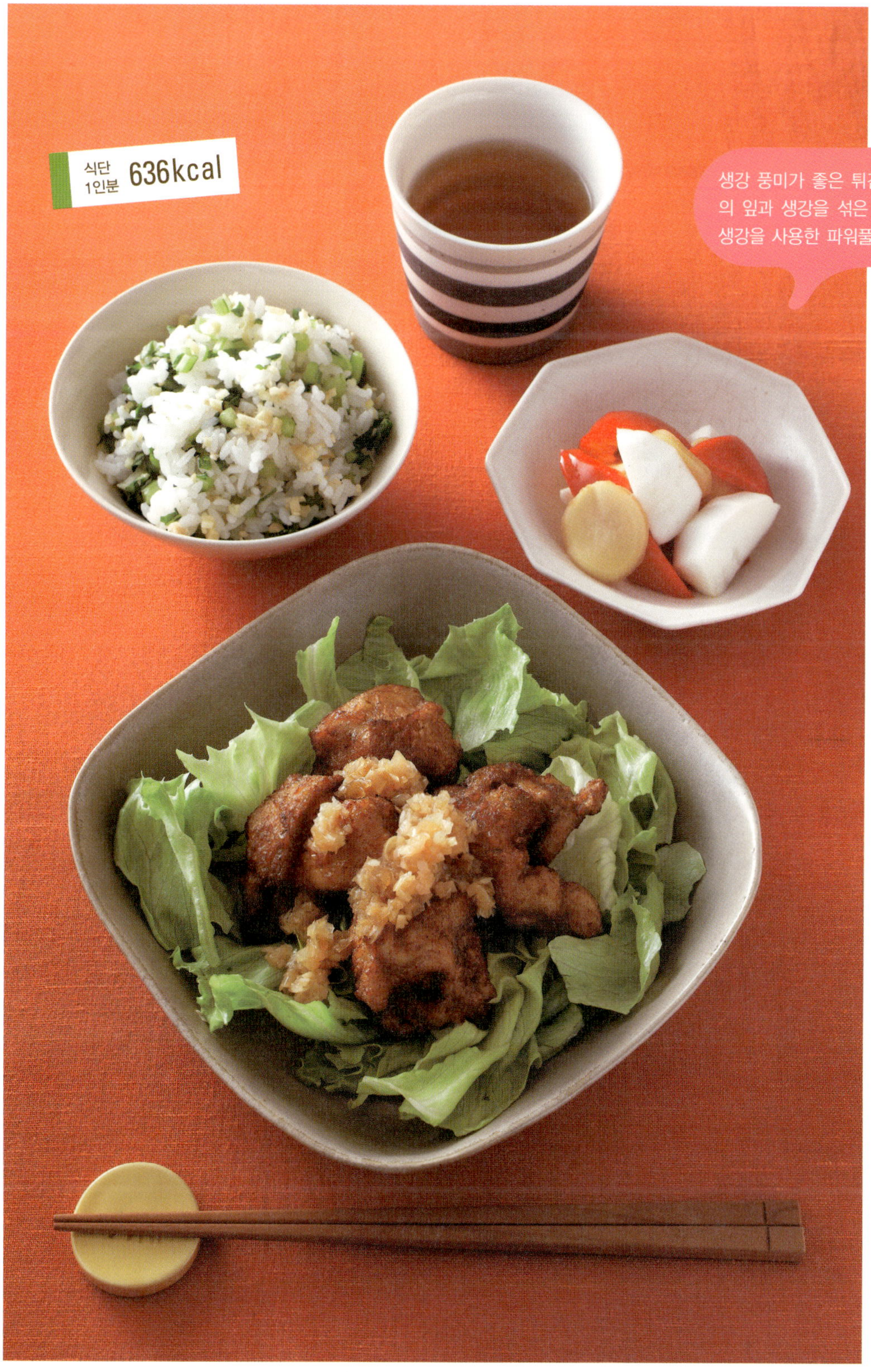

식단
1인분 636kcal

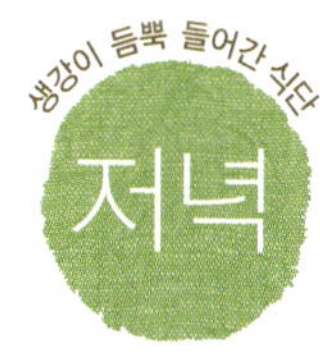

생강소스 닭튀김 (→31쪽)

1인분 323kcal

순무 파프리카 생강 피클 (→37쪽)

1인분 39kcal

순무 잎과 생강을 섞은 밥

1인분 274kcal

재료(2인분)

따뜻한 밥	300g
순무 잎	2개 분량(60g)
다진 생강	1조각 분량
참깨	1/2큰술
소금	조금

순무 잎은 잘게 썰고, 생강과 함께 소금을 뿌려 10분간 둔다. 잘 버무려 물기를 충분히 짜고 참깨와 함께 밥에 섞는다.

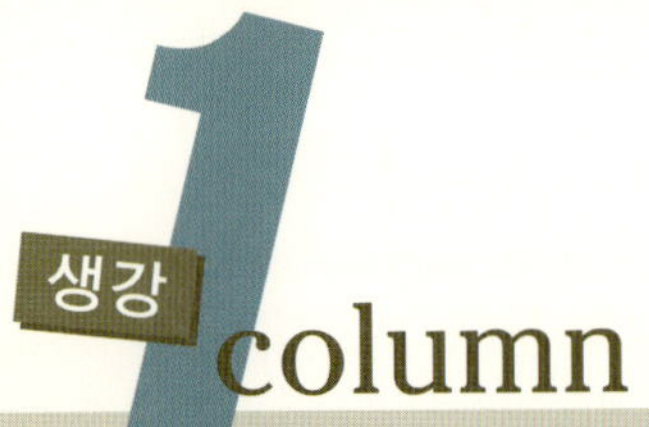

뿌리기만 해도 OK!
생강가루 잘 사용하는

생강가루는 생강을 건조시켜 가루로 만든 것. 향신료 매장에서 구입할 수 있으며, '진저'라고 부르는 경우가 많다. 자연식품점에서도 구입할 수 있다. 매운맛은 브랜드에 따라 다르기 때문에 사용하기 전에 맛을 보는 것이 좋다.

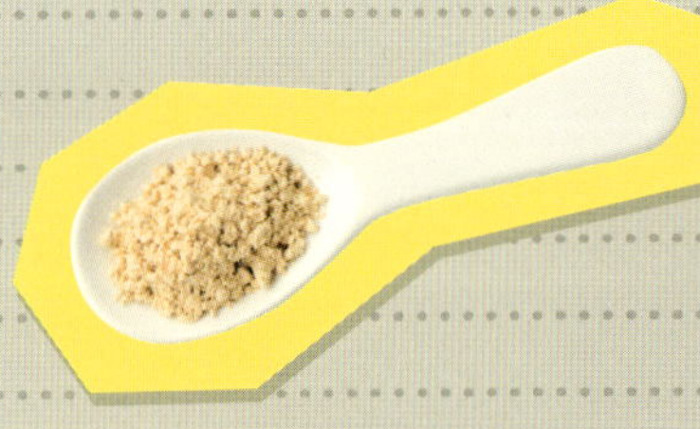

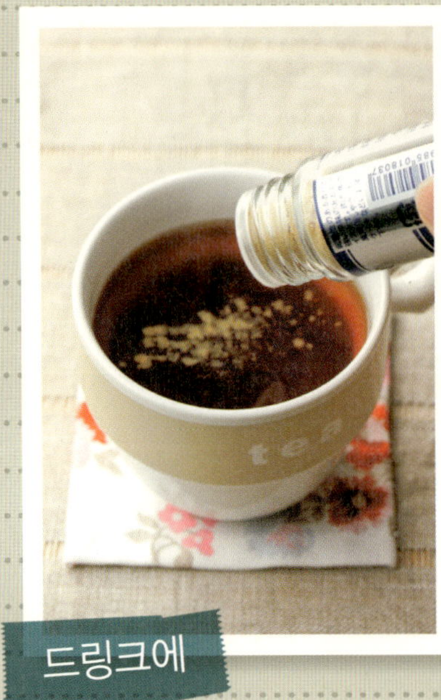

드링크에

따뜻한 홍차, 커피, 엽차, 녹차, 허브티, 두유, 우유 외에 차가운 야채나 과일주스 등에 잘 어울린다.

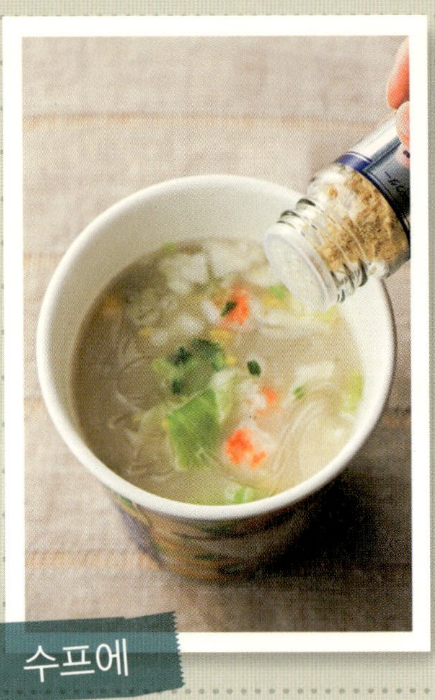

수프에

수프나 된장국 등 국 종류에 사용하면 좋다. 시판용 수프에는 생강이 들어 있는 것도 있지만 더 첨가하면 생강의 파워를 더욱 높일 수 있다.

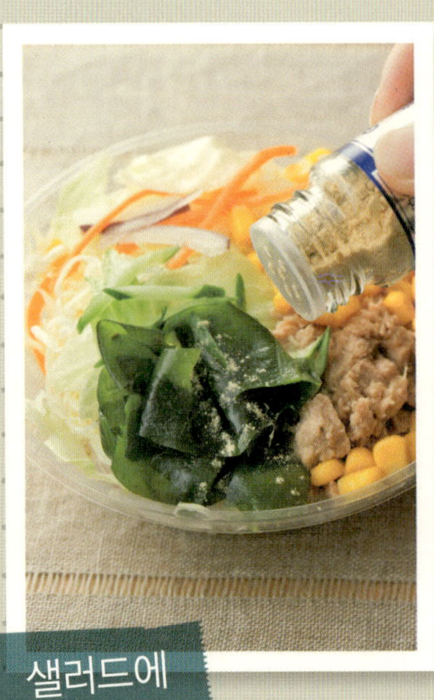

샐러드에

몸을 차게 하기 쉬운 생야채 샐러드에 뿌리거나 드레싱에 섞어 사용하면 좋다. 익힌 야채샐러드에 뿌려도 효과 만점.

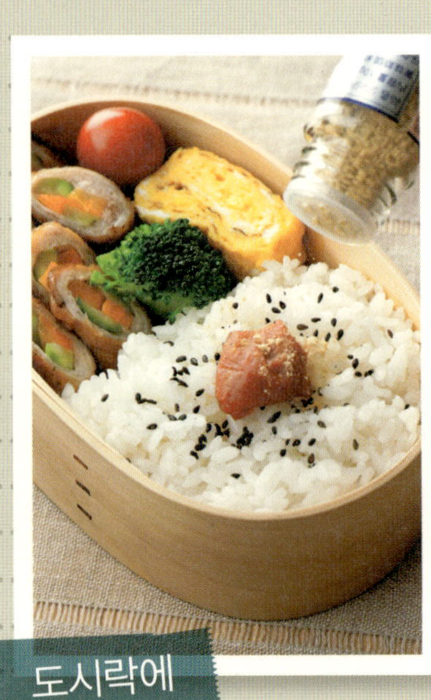

도시락에

도시락밥이나 반찬에 생강을 뿌린다. 집에서 미리 뿌리고 가도 된다. 샌드위치 안에 뿌려 먹어도 좋다.

방법

시판용 생강가루가 있으면 즉시 뿌리기만 해도 손쉽게 생강의 파워를 실감할 수 있다.
시간이 없을 때 편리할 뿐만 아니라 외출할 때도 가지고 다니며 사용할 수 있다.
어떤 재료와도 잘 어우러져, 생강의 풍미를 충분히 맛볼 수 있으므로 꼭 사용해보길 바란다.

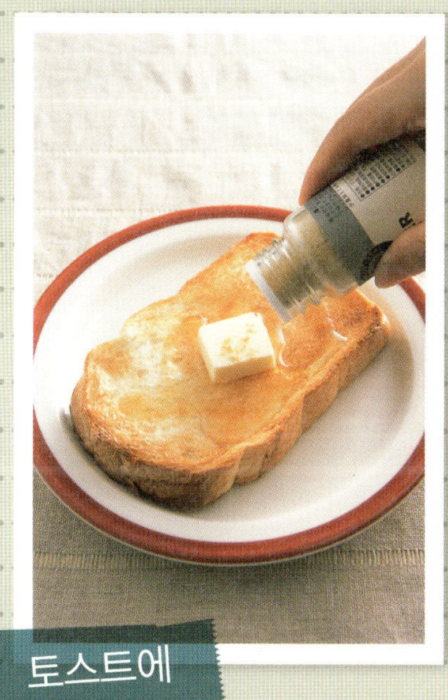

토스트에

노릇노릇하게 구워 꿀을 바르고 버터를 올린 식빵에 뿌려 먹는다. 취향에 맞게 시나몬 파우더 등을 뿌려 먹어도 잘 어울린다.

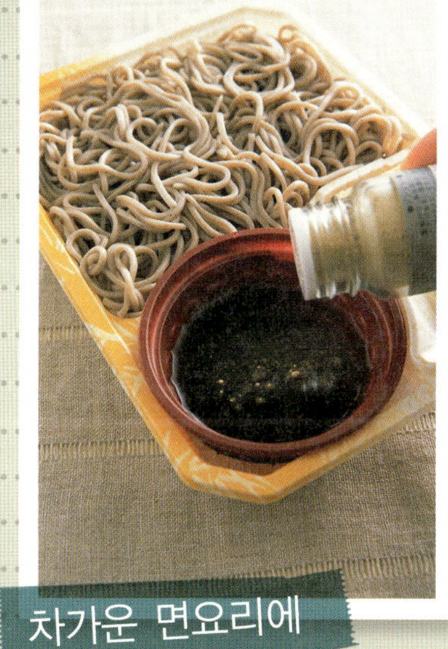

차가운 면요리에

날씨가 더울 때 자주 먹게 되는 차가운 면 종류에 뿌려 먹으면 좋다. 찍어 먹는 소스에 뿌려도 좋고 면에 뿌려 먹어도 맛있다.

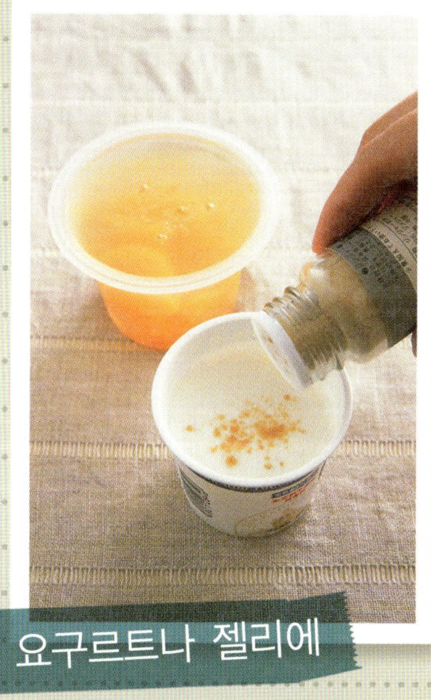

요구르트나 젤리에

요구르트나 젤리 등의 시원한 디저트에도 뿌려보길 바란다. 달콤함과 칼칼함이 잘 매치되어 어른 취향으로 변한다.

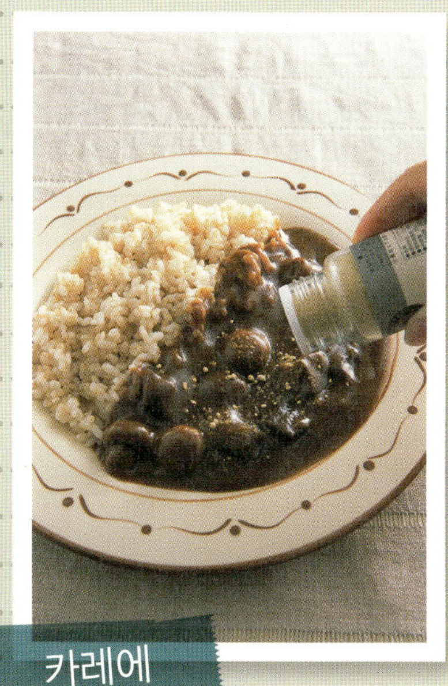

카레에

생강의 맛은 카레와도 잘 어울려서 소스에 뿌리면 깊은 맛을 낼 수 있다. 밥에 섞어주면 향이 입안 가득 퍼져나간다.

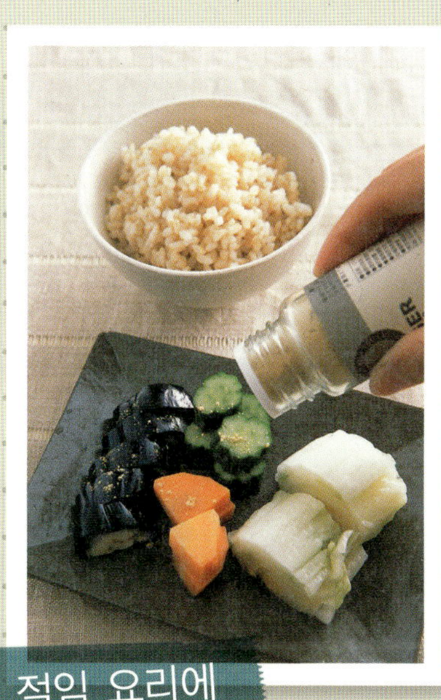

절임 요리에

생강을 사용한 절임 요리가 있듯이 절임 요리에 생강을 넣으면 좋다. 야채 절임, 겉절이, 김치 등 여러 가지 절임 요리와 잘 어울린다.

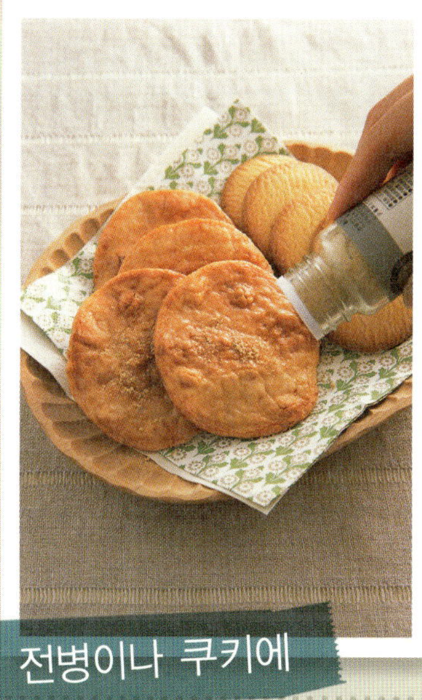

전병이나 쿠키에

의외로 맛의 조화에 기분이 좋아지는 간장 맛 전병. 신기하게도 간장의 향이 진하게 느껴진다. 버터 맛이 풍부한 쿠키와도 잘 어울린다.

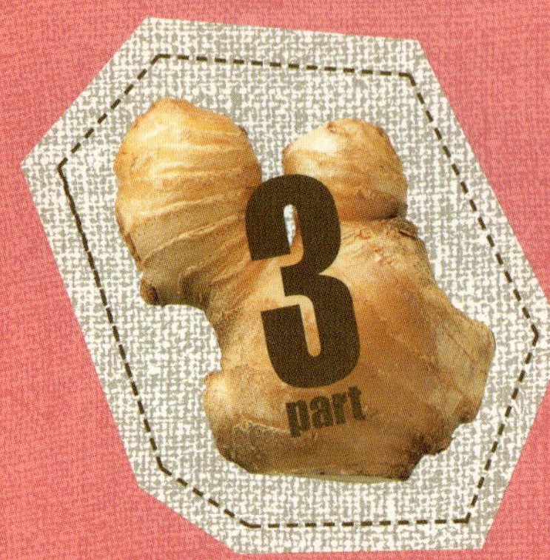

여러 가지 메뉴에
두루 사용할 수 있다!

활기차고
가벼운
오후를
위하여

만들어둔
생강소를 활용한
런치 메뉴

날생강은 오래 두지 못하지만
조미료 등과 배합해두면 보존 기간이 길어진다.
여기서는 여러 번 사용해도 좋은 생강소 10가지를 소개하겠다.
맛이 정해져 있기 때문에 데친 야채나 고기 소테로
버무리기만 하면 바로 일품요리가 되는
손쉬운 요리법이다.

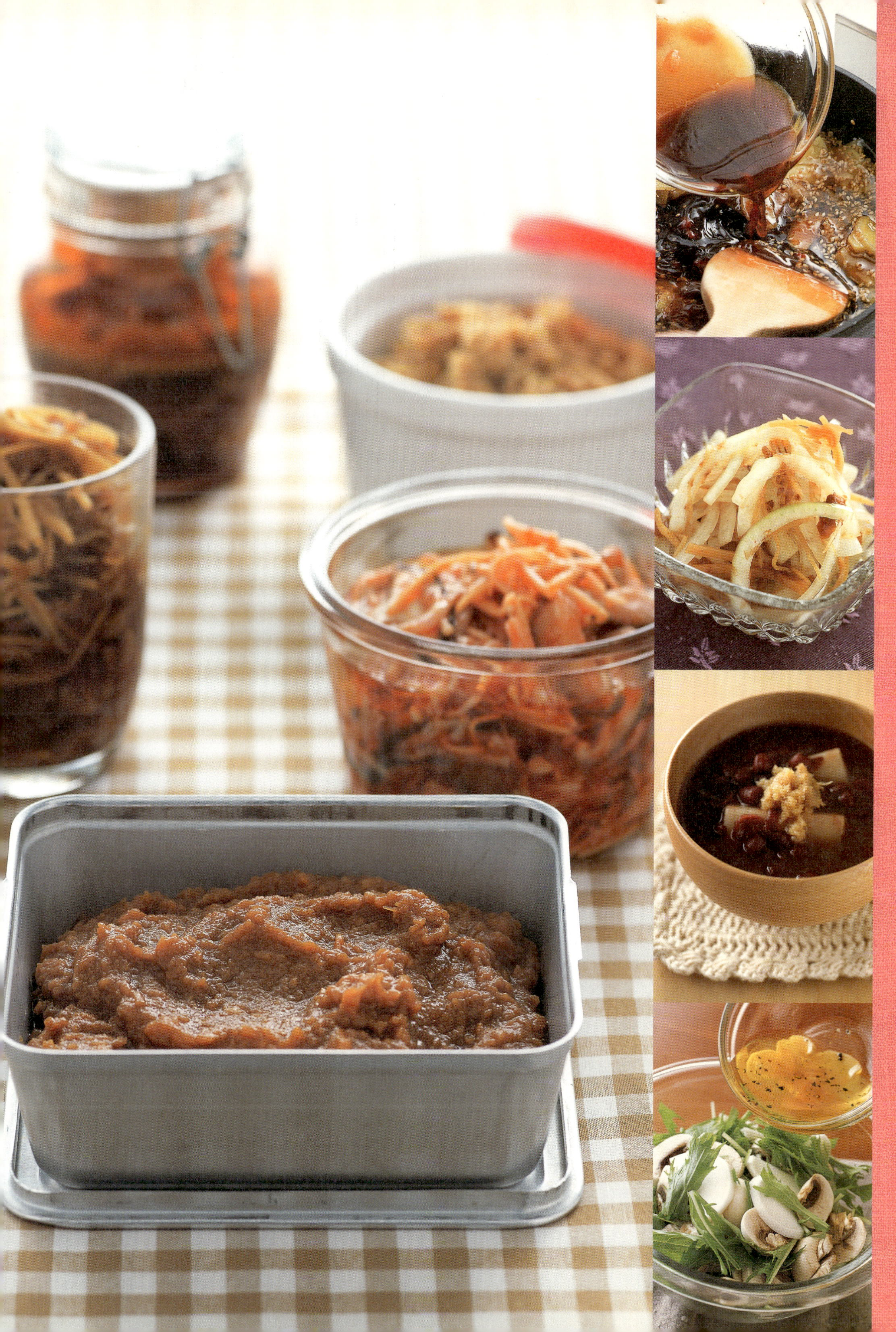

지금부터 만들어보자!

졸인 생강 

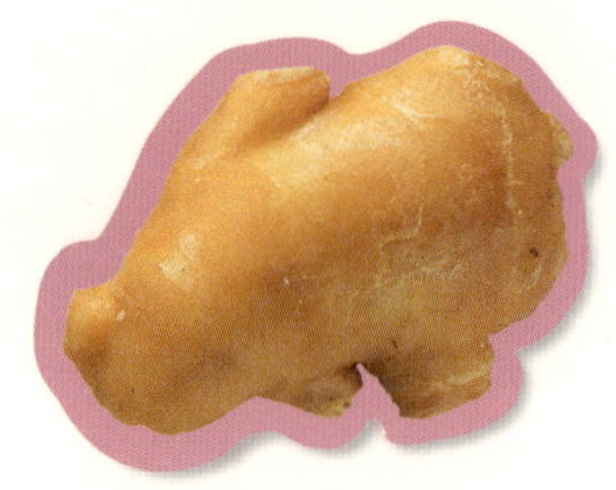

생강소는 여러 가지 요리에 사용할 수 있는데, 생강을 졸여 간단하게 만들 수 있다.
생강의 유효 성분이 풍부한 껍질은 완전히 벗기지 말고 긁어내는 정도로 가열하여
생강의 온열 파워를 최대한으로 끌어낸다. 생강을 졸이면 풍미도 더해져 생강의 맛을 좋아하지 않을 수 없다.
만드는 방법도 아주 간단하므로 꼭 만들어보길 바란다.

재료(약 100㎖ 분량)

생강 ·· 100g

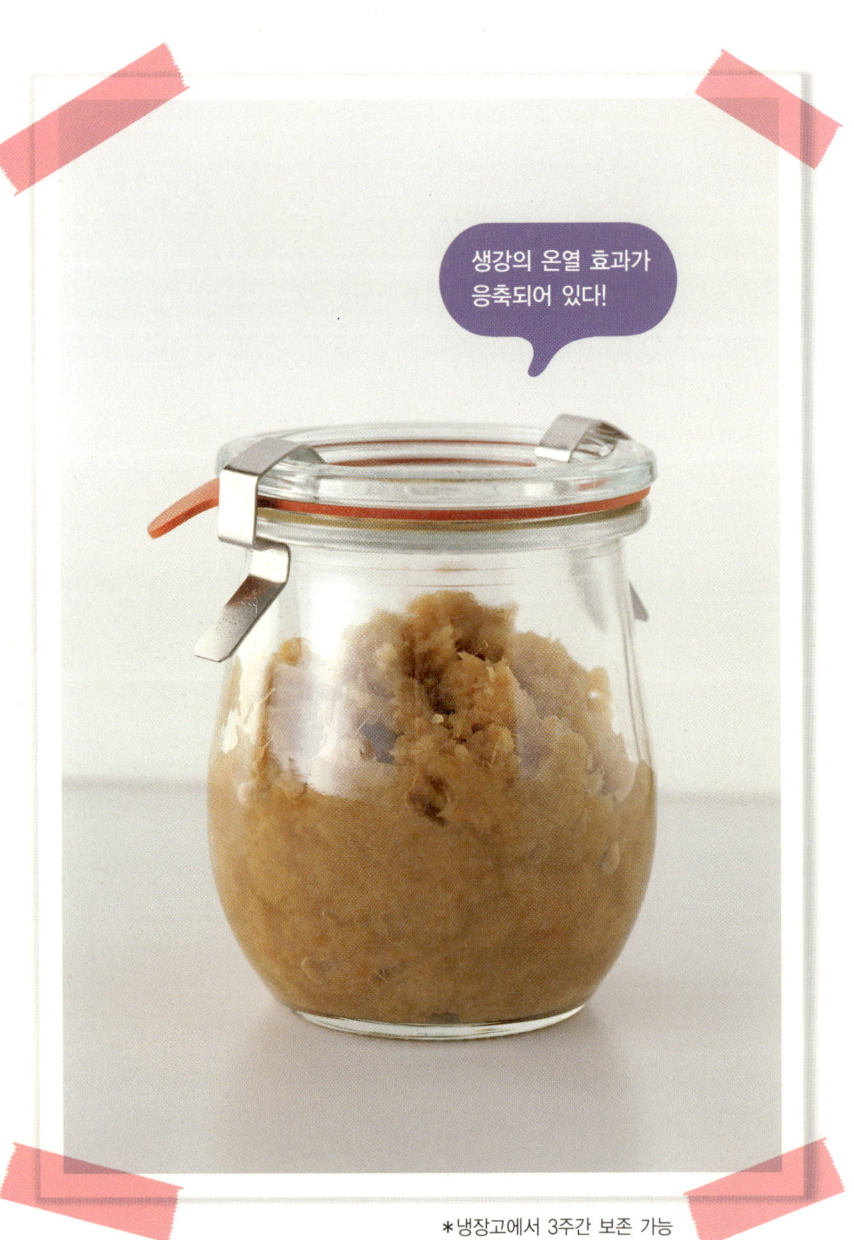

*냉장고에서 3주간 보존 가능

1 생강 껍질을 긁어낸다

생강은 깨끗이 씻는다. 껍질의 진한 갈색 부분은 스푼으로 긁어낸다.

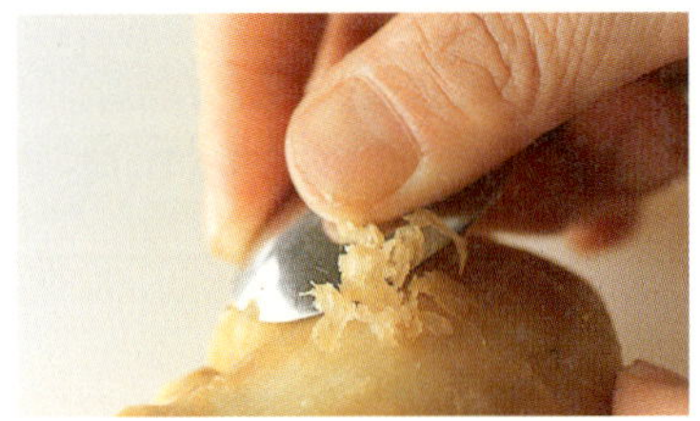

2 생강을 간다

생강을 갈아 작은 냄비에 담는다.

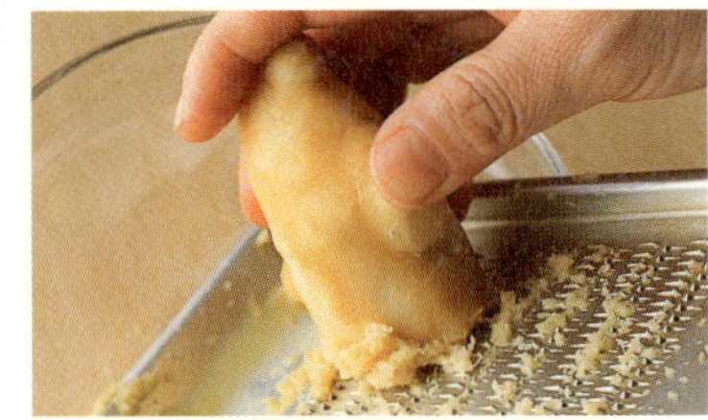

3 끓인다

물 100㎖를 넣고 중불에 가열한다. 끓어오르면 약불로 줄여 물기가 거의 없어질 때까지 5~8분간 끓인다(1큰술에 4kcal). *열기가 식으면 뚜껑이 달린 깨끗한 용기에 담아 냉장 보관한다.

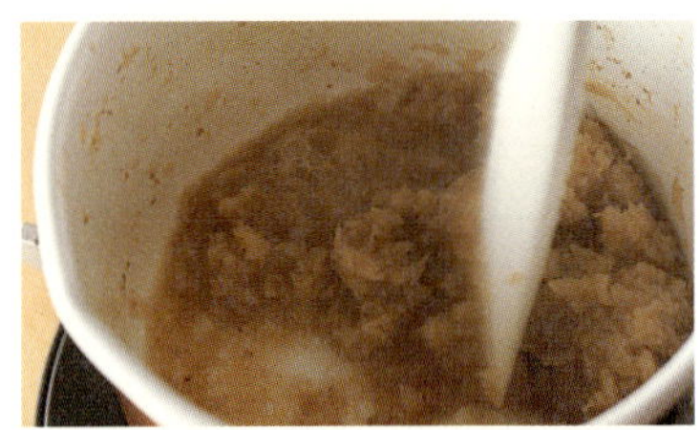

졸인 생강은 매일매일 사용할 수 있다!

졸인 생강은 생강 간 것처럼 여러 가지 요리에 사용할 수 있다.
자주 먹는 밥, 빵, 요구르트 등에 넣으면서 취향에 맞게 시도해보자.

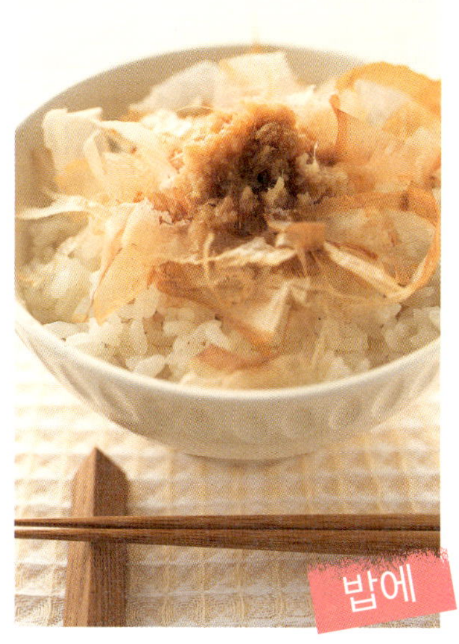

따뜻한 밥에 가다랑어포와 함께 졸인 생강을 올린 후 간장을 약간 뿌려 먹는다.

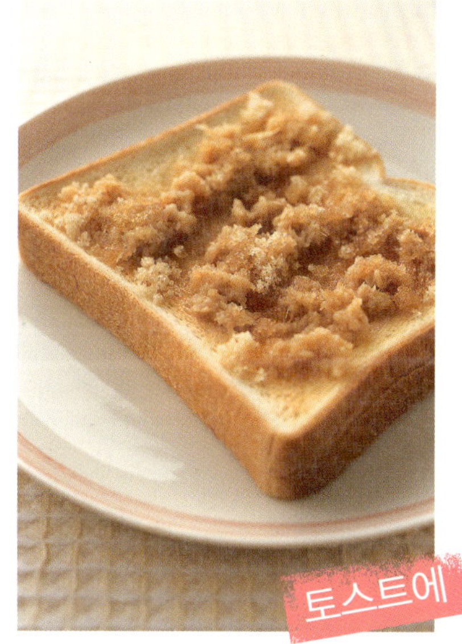

잘 구운 식빵에 버터를 바르고 졸인 생강을 골고루 올려 취향에 맞게 설탕이나 꿀을 곁들여 먹는다.

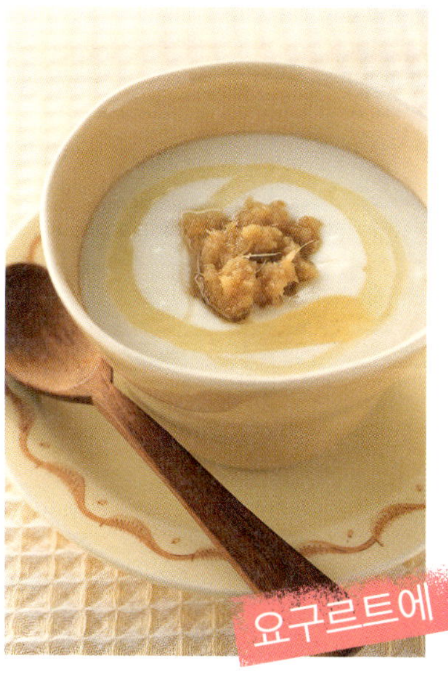

플레인 요구르트에 졸인 생강을 올려놓고 꿀을 뿌려 먹는다.

담당 편집자의 체험!!

졸인 생강의 온열 효과

졸인 생강이 어느 정도 몸을 따뜻하게 하는지 알아보기 위해 열 그래프를 이용한 실험을 해보았다.

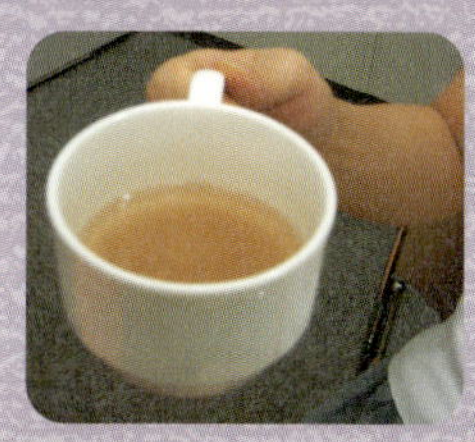

실온이 23℃인 방에서 반팔과 반바지를 입고 30분간 안정을 취한 상태로, 차가워지기 쉬운 손과 발의 열 그래프를 촬영(Before). 졸인 생강 1큰술에 끓인 물 80㎖를 넣은 생강탕을 마신 후 다시 열 그래프를 촬영(After). 담당 편집자 S씨는 평소 냉증이 생기지 않게 철저히 관리하고 있어서 자신의 몸이 차갑다는 자각은 없었음.

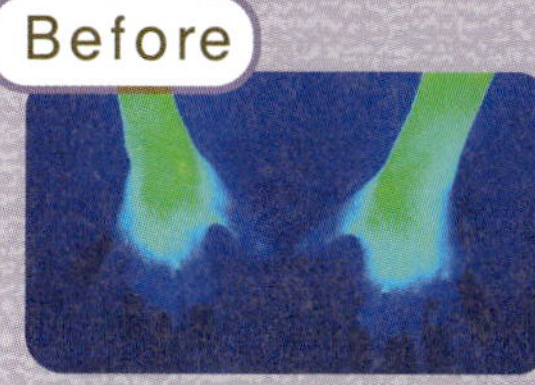

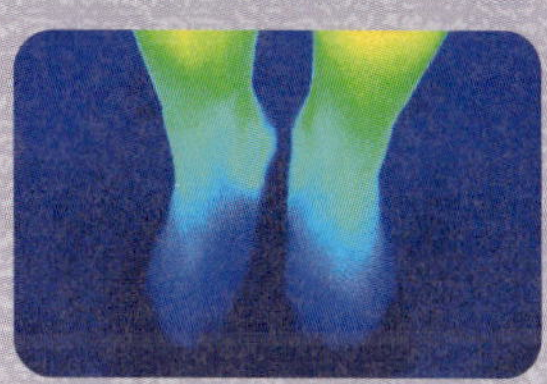

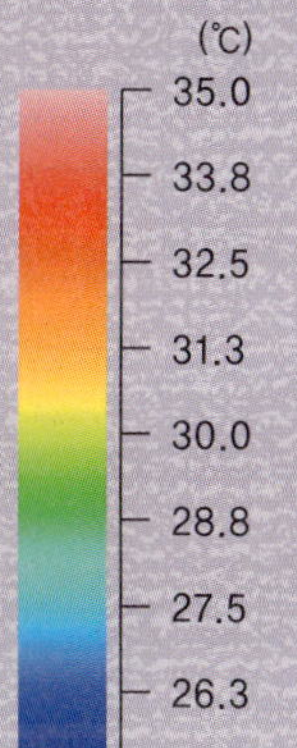

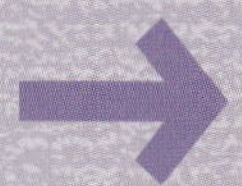

얇은 옷을 입고 실험실에 들어가면 곧바로 손끝과 발끝이 차가워지는 것을 느낄 수 있다. 30분 후에 열 그래프를 촬영하면 손과 발끝은 26℃ 이하가 되고, 화면에 비치지 않을 정도로 차가운 상태가 된다.

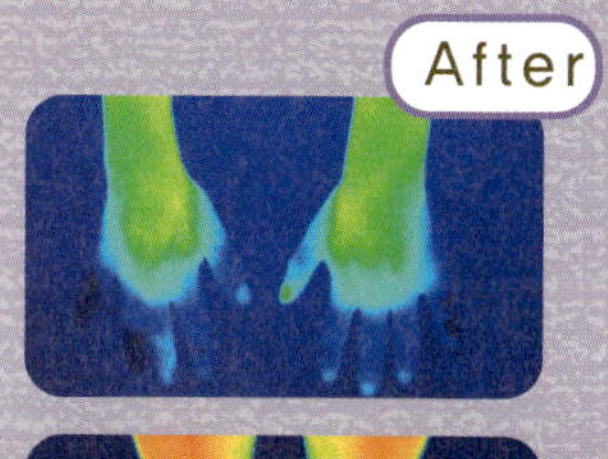

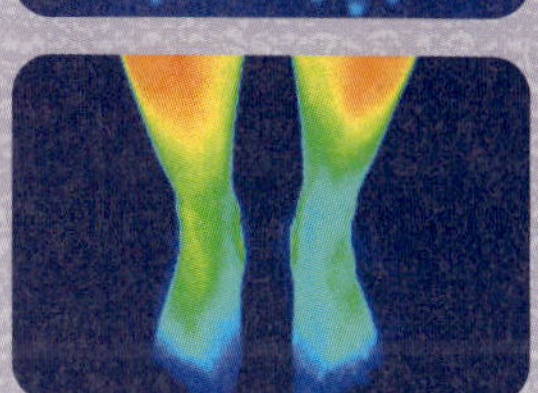

생강탕을 마신 직후. 손과 발이 끝까지 빠르게 따뜻해지는 것을 알 수 있다. 단 한 잔으로 졸인 생강의 효과를 즉시 실감할 수 있는 결과다.

졸인 생강의 활용 아이디어

레몬에이드에

재료(1인분)

졸인 생강	1큰술(크게)
레몬즙	1/2개 분량
꿀	1~2큰술

내열 컵에 재료를 넣고 끓인 물 100㎖를 부어 잘 젓는다(1인분 72kcal).

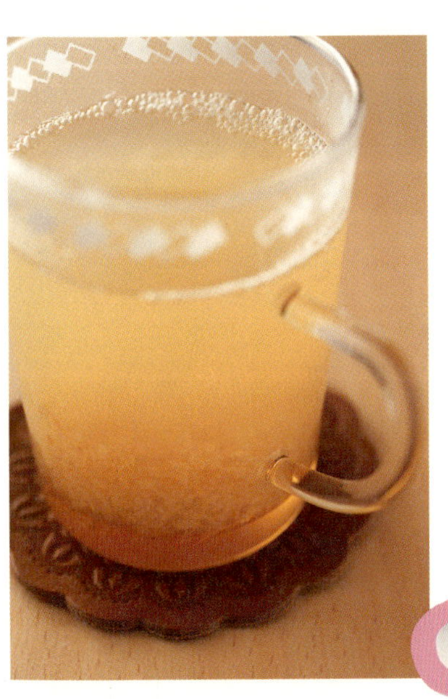

고기야채볶음에

재료(2인분)

불고기용 돼지고기	150g
브로콜리	100g
파	1개
졸인 생강	1~2큰술(크게)
소금, 후추	조금
샐러드유	2큰술

1 돼지고기는 한입 크기로 자른다. 브로콜리는 작은 크기로 자르고, 파는 1cm 폭으로 어슷썰기를 한다.

2 프라이팬에 기름 1큰술을 넣고 중불로 가열하여 돼지고기의 색이 변할 때까지 볶은 후 꺼낸다. 같은 프라이팬에 기름 1큰술을 두르고 브로콜리를 넣어 2분 정도 볶는다. 파를 넣어 다시 2분 정도 볶는다.

3 소금, 후추를 뿌리고 돼지고기를 다시 넣어 졸인 생강을 넣고 재빠르게 섞어준다(1인분 277kcal).

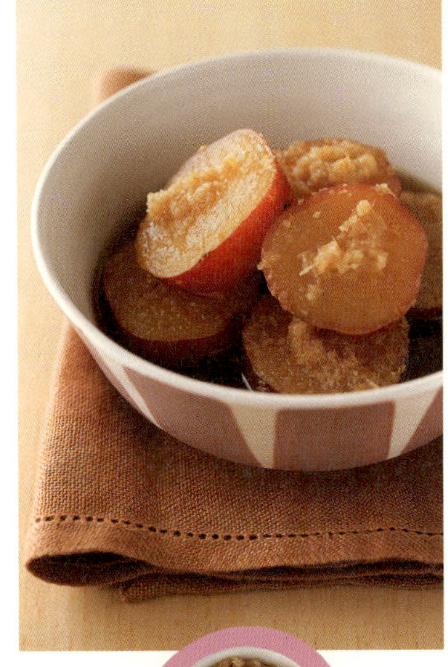

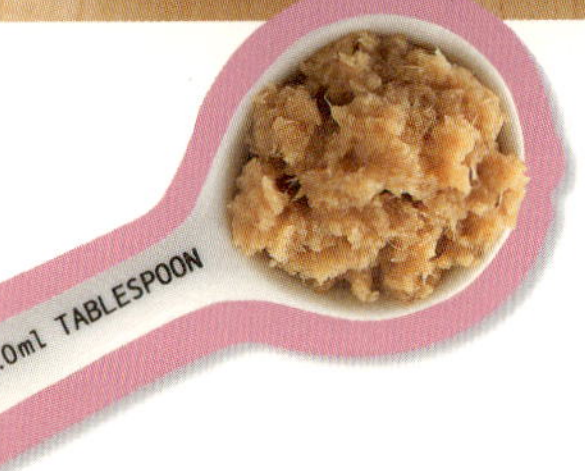

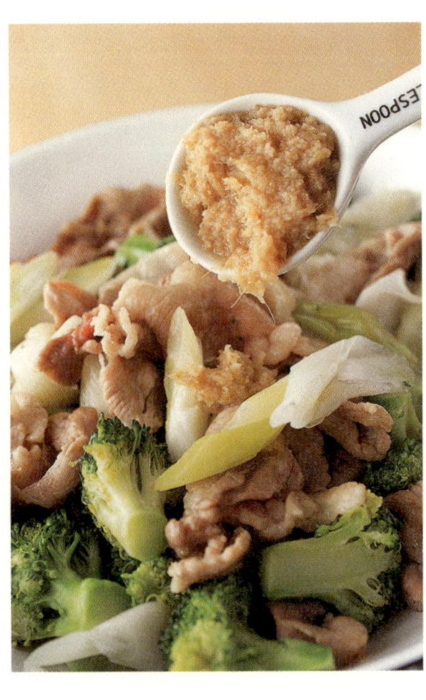

고구마조림

재료(2인분)

고구마	300g
졸인 생강	1큰술
맛술	4큰술
간장	2작은술
소금	1/2작은술

1 고구마는 껍질째 1cm 폭의 둥근 모양으로 잘라 물에 담근 후 물기를 뺀다.

2 냄비에 고구마를 넣고 물 200㎖를 부어 중불로 가열한 후 졸인 생강, 맛술, 간장, 소금을 넣고 10~15분간 끓인다(1인분 262kcal).

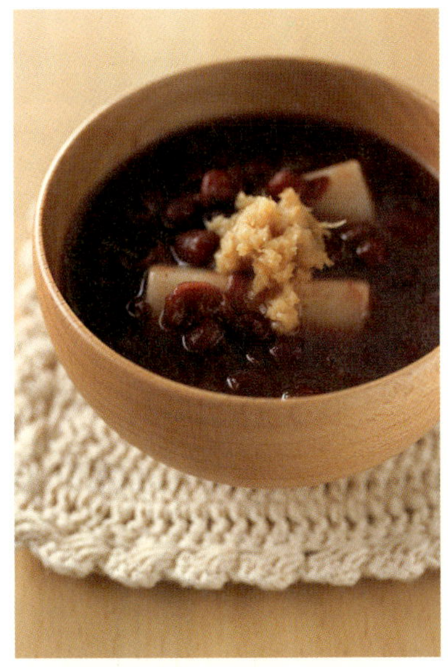

단팥죽에

재료(2인분)

단팥(시판용)	300g
떡(네모로 자른 떡)	2개
졸인 생강	2큰술(크게)

1 떡은 구운 다음 반으로 잘라 그릇에 담아둔다.

2 냄비에 단팥과 물 200㎖를 넣어 중불로 가열한다. 끓어오르면 약불로 조절하여 3분 정도 끓인다. 끓인 단팥을 떡에 올리고 졸인 생강을 넣어준다(1인분 489kcal).

② 생강 참치 소보로

*소보로 : 생선이나 고기 등을 으깨어 양념한 다음 지져낸 것

생강 간 것과 참치가 어우러져 맛과 향이 음식 전체에 잘 배어 있다.
촉촉해질 때까지 여유 있게 조리하는 것이 맛을 내는 비결이다.

재료(약 400㎖ 분량)

참치캔(140g짜리)	2캔
생강	80g
간장	3~4큰술
맛술	3큰술
설탕	2작은술

1 생강은 껍질을 군데군데 긁어 낸 후 강판에 간다. 참치는 기름을 빼둔다.

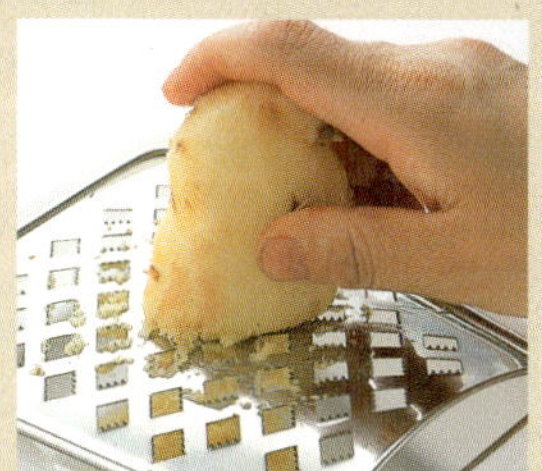

2 냄비에 모든 재료를 넣고 중불로 가열한다. 거품기로 계속 뒤섞어주면서 국물이 거의 없어질 때까지 8~10분 정도 익힌다(1큰술에 36kcal).

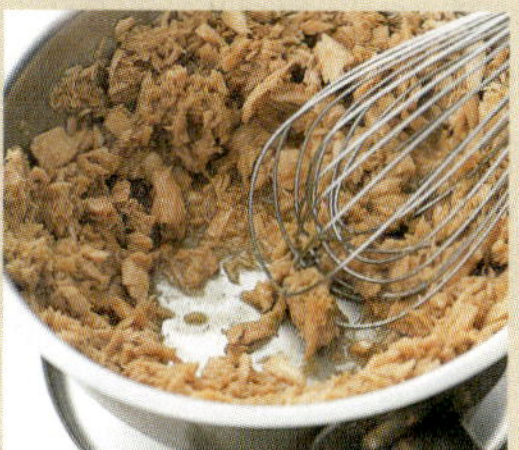

*식으면 뚜껑이 있는 깨끗한 용기에 담아 냉장 보관한다.

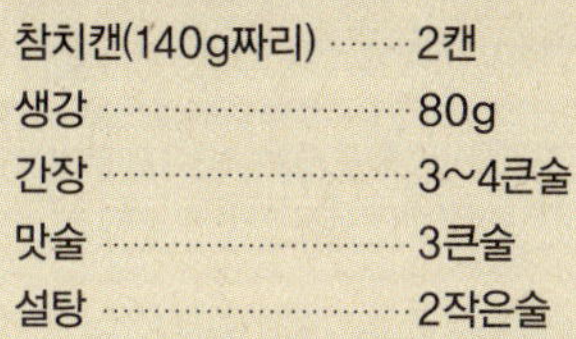

*냉장고에서 2주간 보존 가능

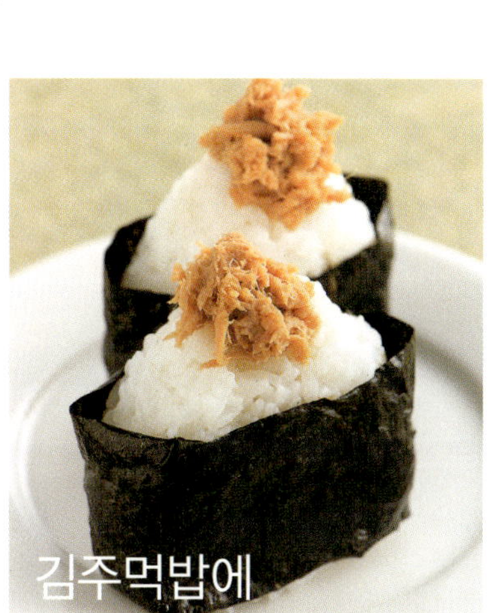

김주먹밥에

재료(2인분)

따뜻한 밥	400g
생강 참치 소보로	4큰술
소금	조금
구운 김	적당량

❶ 밥을 4등분으로 나눠 소금을 묻힌 깨끗한 손으로 삼각형 모양을 만든다.

❷ 김을 두르고 맨 위에 생강 참치 소보로를 올린다(1인분 410kcal).

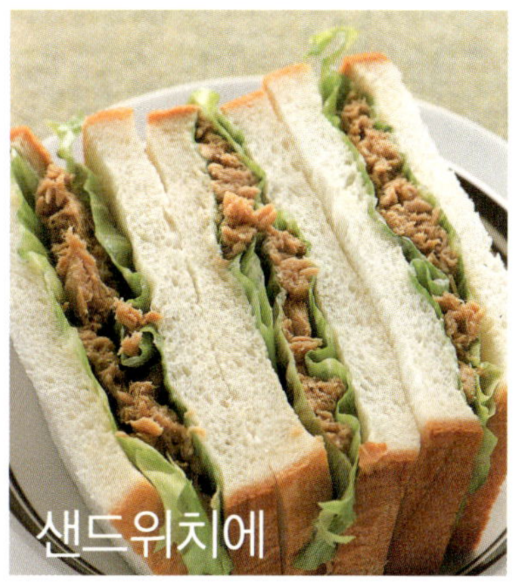

샌드위치에

재료(2인분)

식빵(자른 것 10개)	6개
양상추	3장
생강 참치 소보로	9큰술
마요네즈	3큰술

❶ 식빵 2개에 마요네즈를 1/2큰술씩 바른다. 양상추는 반으로 찢는다. 식빵 1장에 양상추 1장, 생강 참치 소보로 3큰술, 양상추 1장을 올리고 식빵 1장으로 덮는다.

❷ 나머지도 같은 방법으로 만들고 랩으로 싸서 가라앉을 때까지 30분 정도 둔다. 랩째 반으로 자른다(1인분 563kcal).

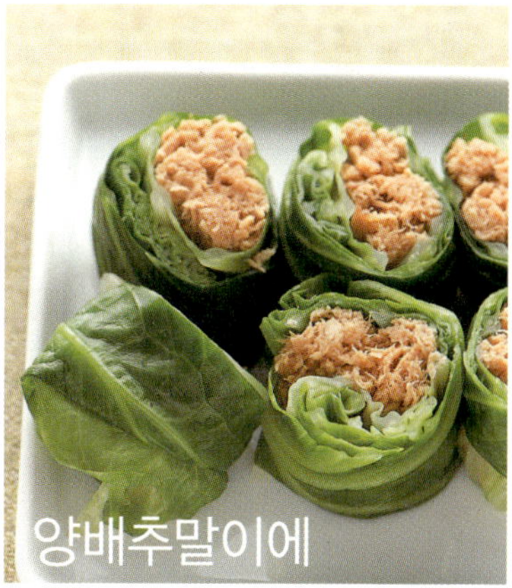

양배추말이에

재료(2인분)

양배추 잎	4장
생강 참치 소보로	8큰술

❶ 양배추는 끓는 물에 2분 정도 데쳐 물기를 뺀다.

❷ 양배추 1장에 가운데를 중심으로 생강 참치 소보로 2큰술을 네모지게 펴 바르고 좌우를 안쪽으로 접어서 둘둘 말아 먹기 좋은 크기로 잘라준다(1인분 158kcal).

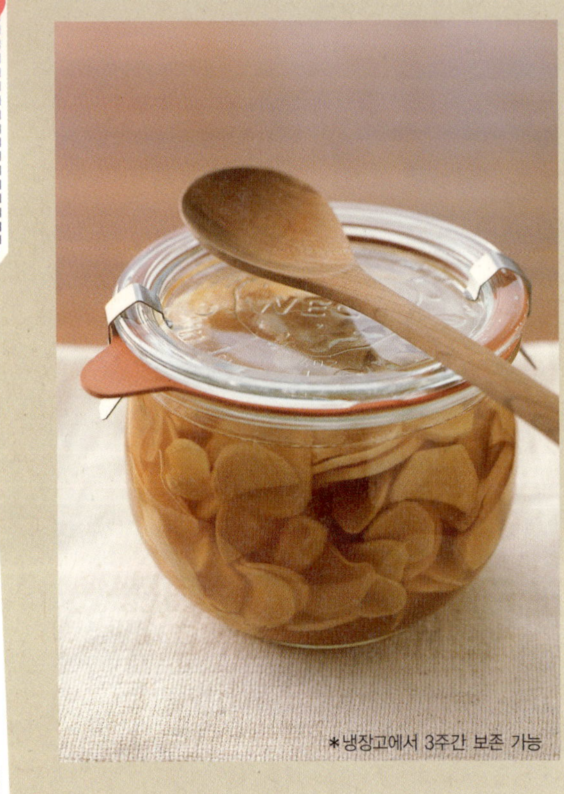

*냉장고에서 3주간 보존 가능

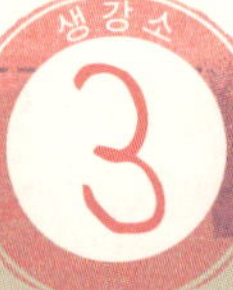

생강꿀

생강의 진액이 밴 꿀은 언제든지 사용하기가 쉽고 깔끔한 단맛을 느낄 수 있다. 요리뿐만 아니라 간단한 간식에도 이용할 수 있다.

재료(약 230㎖ 분량)

생강	160g
꿀	250g

1 생강은 껍질을 군데군데 긁어 낸 후 섬유 결과 직각으로 얇게 자른다. 뚜껑이 달린 깨끗한 용기에 담은 후 꿀을 부어준다.

2 냉장고에 넣어 3일 정도 지나면 깨끗한 스푼으로 속에서부터 잘 섞어준다(1큰술에 51kcal).

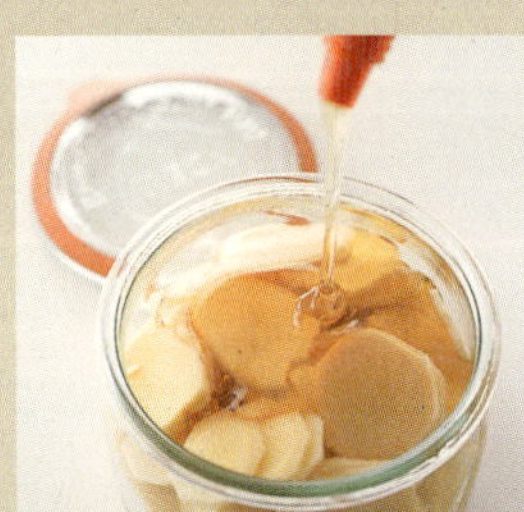

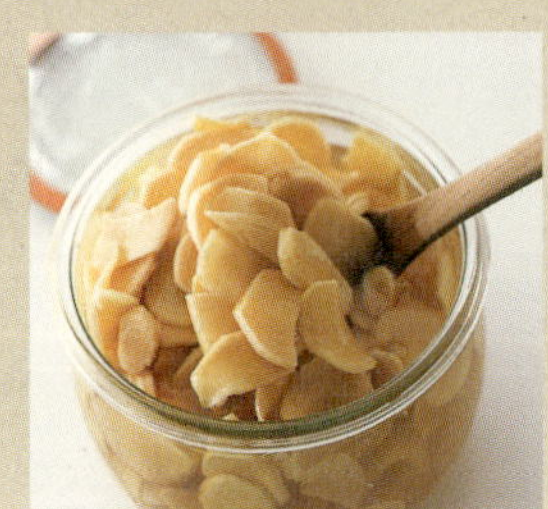

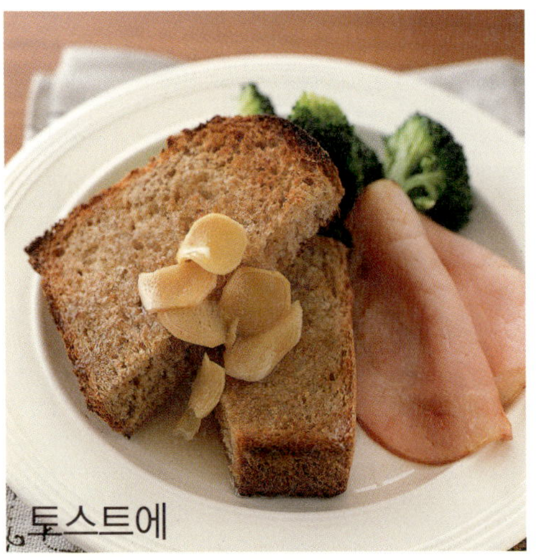

토스트에

재료(2인분)

통밀가루 식빵(자른 것 6개)	2개
생강꿀	2큰술
로스햄	4장
브로콜리	1/3개
소금	조금
샐러드유	1/2작은술

❶ 브로콜리는 잘게 나눠 소금을 넣은 물에 데치고 물기를 뺀다. 햄은 기름을 둘러 중불에 가열한 프라이팬에 재빨리 굽는다.

❷ 식빵은 토스터기에 구운 후 1장을 2개로 잘라 그릇에 담는다. 생강꿀을 올리고, 햄과 브로콜리를 함께 낸다(1인분 310kcal).

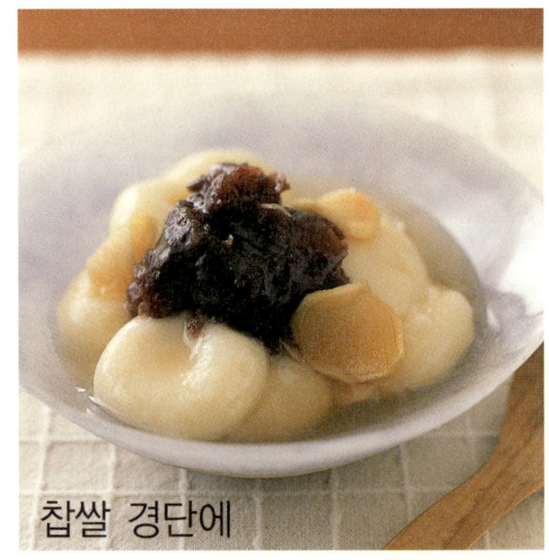

찹쌀 경단에

재료(2인분)

찹쌀가루	60~70g
연두부	100g
단팥(시판용)	3큰술
생강꿀	2큰술

❶ 찹쌀가루에 연두부를 넣고 말랑해질 때까지 반죽한다(반죽이 너무 되면 물을 조금 넣고, 너무 무르면 찹쌀가루를 조금 넣는다). 한입 크기로 떼어 둥글게 만든 다음 가운데를 살짝 눌러 끓는 물에 넣고 경단이 떠오를 때까지 삶는다.

❷ 그릇에 담아 단팥을 올리고 생강꿀을 얹어준다(1인분 267kcal).

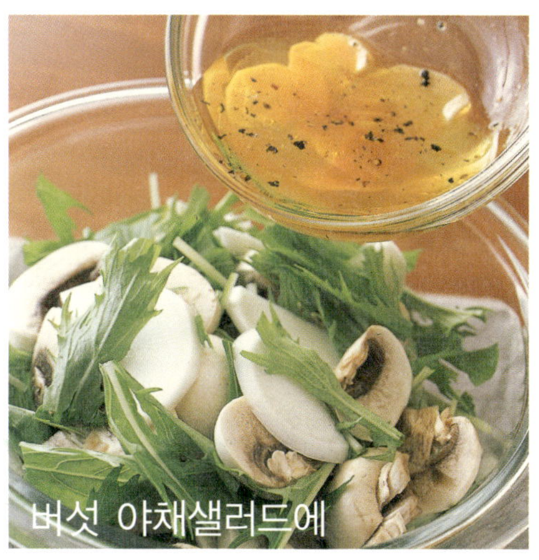

버섯 야채샐러드에

경수채	50g	식초	1큰술
순무	1개	소금	1/4작은술
양송이버섯	3개	굵게 간 후추	조금
생강꿀	1큰술	레몬즙	조금
올리브유	1큰술		

❶ 경수채는 뿌리를 잘라 4cm 길이로 자른다. 순무는 껍질을 벗긴 후 두께 3mm의 반달 모양으로 자른다. 양송이는 밑동을 떼어내고 5mm 두께로 자르고 레몬즙을 뿌린다.

❷ ❶을 볼에 넣어 재빨리 섞은 다음 생강꿀, 올리브유, 식초, 소금, 후추를 넣어 버무린다(1인분 99kcal).

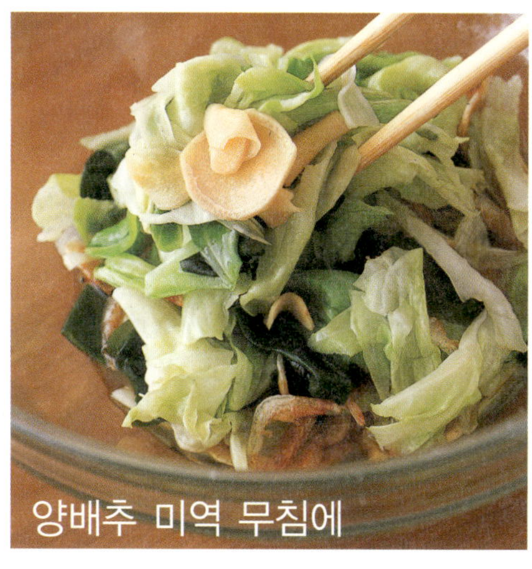

양배추 미역 무침에

재료(2인분)

양배추	200g	식초	2큰술
미역(염장)	10g	간장(묽은 맛 간장으로)	1큰술
잔새우	5g		
생강꿀	2큰술		
맛국물	2큰술		

❶ 양배추는 사방 3cm 크기로 잘라 내열 볼에 담아 랩을 씌운 뒤 전자레인지에 3분 정도 가열한다. 미역은 씻어서 10분 정도 물에 불리고 물기를 짜서 한입 크기로 자른다.

❷ 양배추에 미역과 잔새우를 넣고 재빨리 섞어준다. 생강꿀, 맛국물, 식초, 간장을 넣고 버무린다(1인분 95kcal).

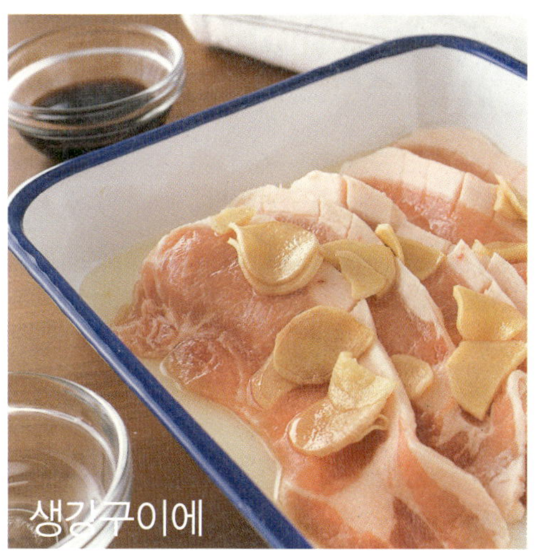

생강구이에

재료(2인분)

돼지고기 로스용(생강구이용)	200g
생강꿀	1큰술
간장	1큰술
술	1큰술
샐러드유	1/2큰술

❶ 돼지고기는 지방 부분에 칼집을 내고, 생강꿀, 간장, 술을 뿌려 5분 정도 담가둔다.

❷ 프라이팬에 기름을 두르고 중불로 가열한 뒤 돼지고기를 프라이팬에 올려놓는다. 양면이 노릇노릇할 때까지 1분씩 굽고 담가놓은 국물을 넣어 국물이 거의 없어질 때까지 굽는다(1인분 330kcal).

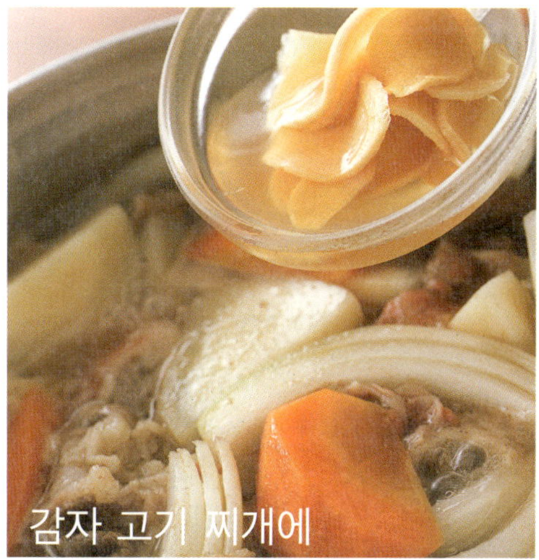

감자 고기 찌개에

재료(2인분)

불고기용 쇠고기	100g	생강꿀	2큰술
감자	3개	간장	2큰술
당근	1/2개	술	2큰술
양파	1/2개	샐러드유	1큰술
맛국물	250㎖		

❶ 감자는 껍질을 벗겨 4등분으로 자르고 물에 담갔다가 재빨리 꺼내 물기를 뺀다. 당근은 껍질을 벗겨 적당한 크기로 모양 없이 썰어놓는다. 양파는 세로로 1cm 폭으로 자른다.

❷ 냄비에 기름을 둘러 중불로 가열하여 감자, 당근, 양파를 재빨리 볶은 다음 쇠고기를 넣고 1분 정도 볶는다.

❸ 맛국물을 넣고 끓어오르면 거품을 제거하고, 생강꿀, 간장, 술을 넣는다. 뚜껑을 덮어 약불에서 15분 정도 끓인다(1인분 382kcal).

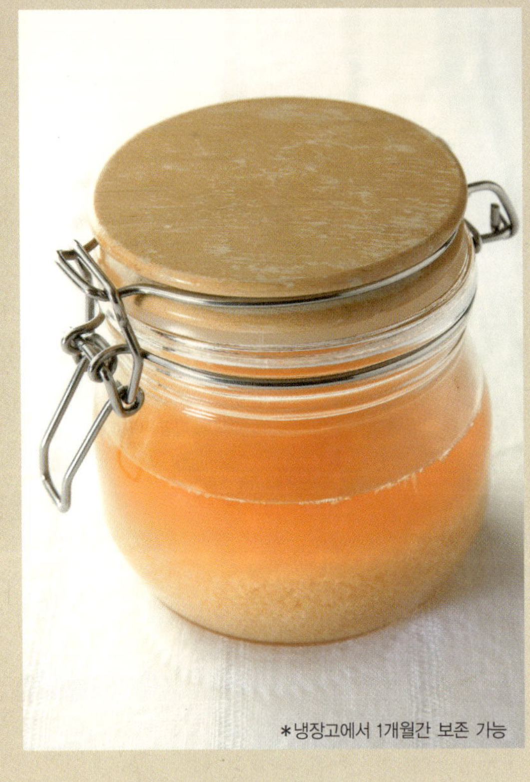

*냉장고에서 1개월간 보존 가능

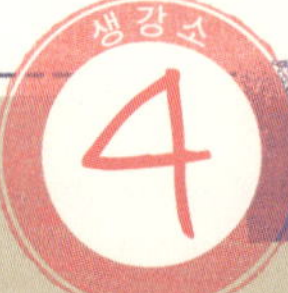

4 생강식초

생강은 식초와 만나면 상쾌하고 개운한 향과 칼칼함이 더 강하게 느껴진다. 특히 식욕이 떨어지기 쉬운 여름철에 좋다.

재료(약 350㎖ 분량)

생강	100g
식초	300㎖
꿀	2큰술

1 생강은 껍질째 강판에 갈아 내열 용기에 넣고 랩을 씌워 전자레인지에서 1분 정도 가열한다.

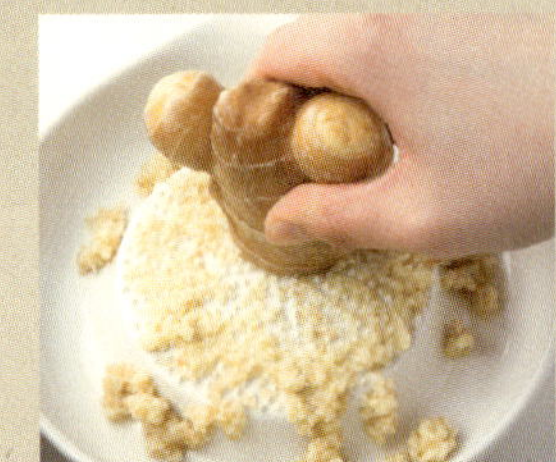

2 뚜껑이 달린 깨끗한 용기에 담아 꿀, 식초를 넣고 가볍게 섞는다(1큰술 12kcal).

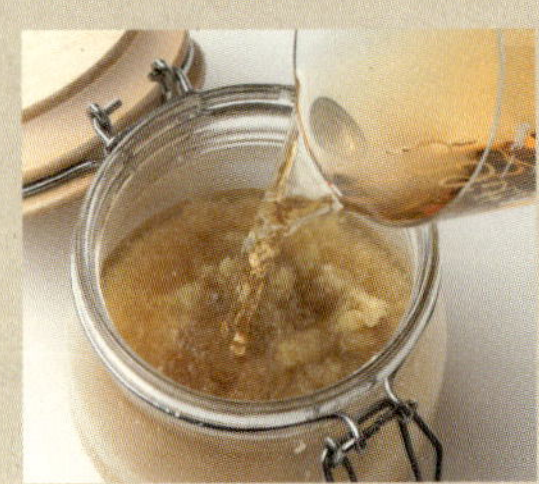

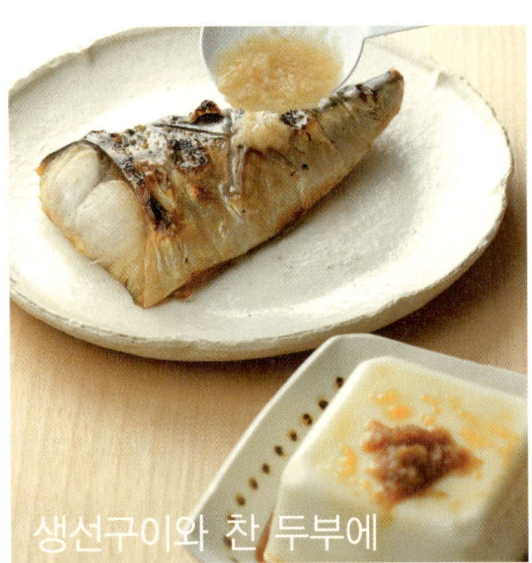

생선구이와 찬 두부에

재료(2인분)

고등어	2토막
연두부(작은 것)	2모(300g)
생강식초	1과 1/2큰술
간장	조금
소금	조금

❶ 고등어는 물기를 제거하고 소금을 뿌려 구운 후 생강식초 1큰술을 뿌린다.

❷ 연두부는 그릇에 담아 생강식초 1/2큰술과 간장을 섞어 뿌린다(1인분 297kcal).

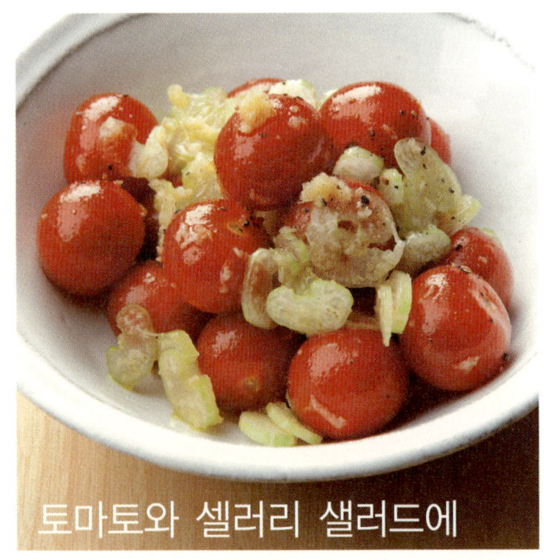

토마토와 셀러리 샐러드에

재료(2인분)

방울토마토	16개
셀러리 줄기	1/2개 분량
생강식초	1큰술
올리브유	1큰술
소금, 굵게 간 후추	조금

방울토마토는 꼭지를 따고, 셀러리는 줄기만 잘라 송송 썰어준다. 생강식초, 올리브유, 소금, 후추를 넣고 버무린다(1인분 88kcal).

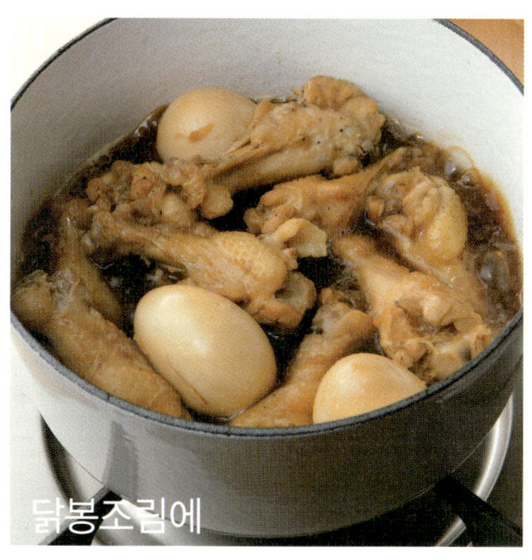

닭봉조림에

재료(4인분)

닭봉	8개	술	2큰술
삶은 달걀	4개	맛술	2큰술
생강식초	2큰술	설탕	2큰술
간장	3큰술		

❶ 닭봉은 물기를 제거한다.

❷ 냄비에 생강식초, 간장, 술, 맛술, 설탕, 물 400㎖를 넣고 중불로 가열한다. 끓어오르면 닭봉과 삶은 달걀을 넣고 15~20분간 끓인다(1인분 246kcal).

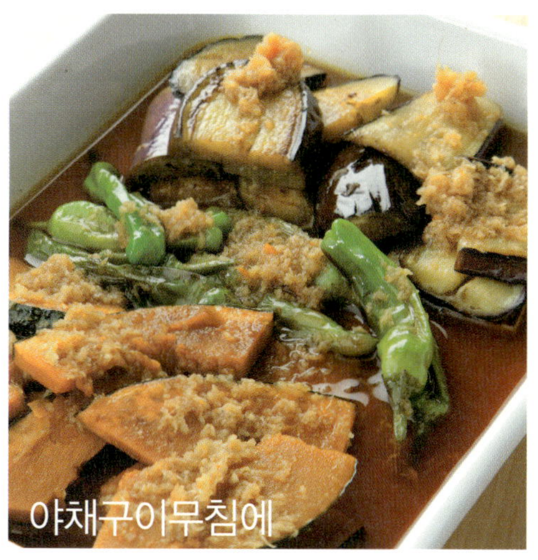

야채구이무침에

재료(2인분)

단호박	200g
가지	1개
꽈리고추	8개
생강식초	3큰술
멘츠유(2배 농축 타입)	3큰술
샐러드유	1큰술

❶ 호박은 얇게 빗 모양으로 썬다. 가지는 꼭지를 따서 길이를 반으로 자른 후 세로로 7~8mm 폭으로 자른다.

❷ 넓은 접시에 생강식초와 멘츠유를 넣고 섞어둔다.

❸ 프라이팬에 기름을 둘러 중불로 가열한다. 호박, 가지, 고추 양면을 3~4분씩 구워 다 익은 것부터 ❷에 넣는다. 가끔씩 뒤집어주면서 20분 정도 담가둔다.

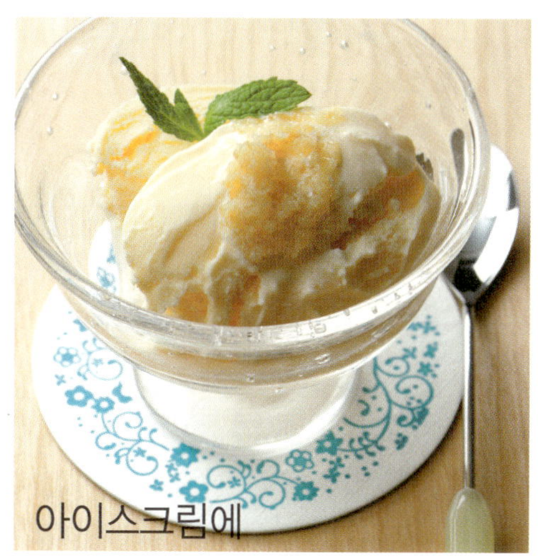

아이스크림에

재료(2인분)

바닐라아이스크림	240㎖
생강식초	1~2큰술

그릇에 바닐라아이스크림을 담아 생강식초를 뿌리고, 민트 잎이 있으면 조금 올려준다(1인분 186kcal).

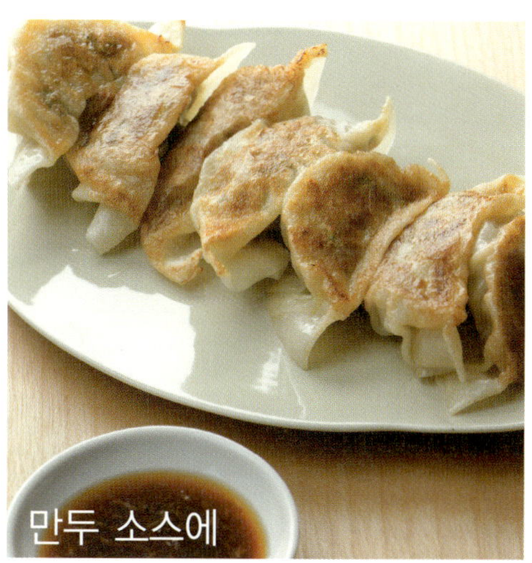

만두 소스에

재료(2인분)

만두피(시판용, 큰 사이즈)	24장	간장	3큰술
돼지고기 다진 것	200g	술	1큰술
양배추	150g	소금, 굵게 간 후추	적당량
부추	1/2다발	참기름	1과 1/3큰술
생강 간 것	1조각 분량	샐러드유	1/2큰술
마늘 간 것	1조각 분량	생강식초	2큰술

❶ 양배추와 부추는 아주 다진 다음 소금을 약간 뿌려 10분간 둔다.

❷ 볼에 돼지고기, 간장 1큰술, 술, 참기름 1/3큰술, 소금 1/3작은술, 후추를 넣어 잘 반죽하고, 생강과 마늘, 물기를 짠 양배추와 부추를 섞는다. 만두피에 재료를 올린 후 테두리에 물을 약간 묻혀서 싸준다.

❸ 프라이팬에 샐러드유를 두르고 중불로 가열하여 만두를 올려 노릇하게 잘 굽는다. 물 100㎖를 붓고 뚜껑을 덮어 4~5분 증기로 구워준다. 뚜껑을 열어 수분을 완전히 날리고 참기름 1큰술을 돌려가며 뿌린 다음 1분 정도 굽는다.

❹ 그릇에 담아 생강식초와 간장 2큰술을 섞어 소스를 만든다(1인분 598kcal).

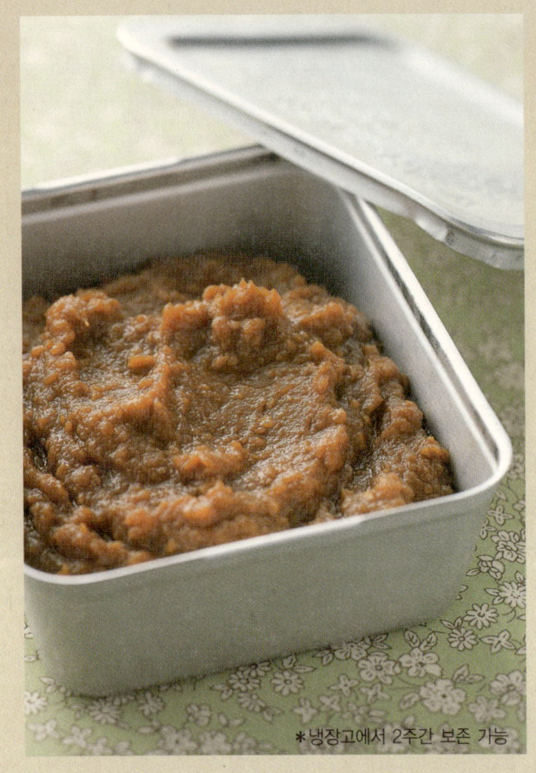

*냉장고에서 2주간 보존 가능

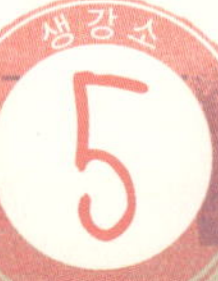

5 생강된장

생강의 오돌토돌한 식감과 향이 살아 있는 된장. 배합을 잘 맞춰 적당한 농도로 만들어두면 다양한 요리에 이용할 수 있다.

재료(약 400㎖ 분량)

생강	100g
된장	300g
맛술	6큰술
설탕	4큰술
간장	2큰술

2 냄비에 모든 재료를 넣고 중불에서 가열한다. 나무주걱으로 계속 뒤섞어주면서 농도가 적당해질 때까지 5분 정도 끓인다(1큰술 39kcal).

1 생강은 껍질을 군데군데 긁어내어 잘게 썰어놓는다.

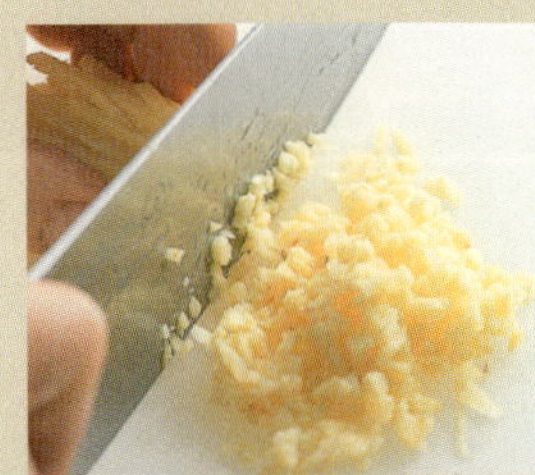

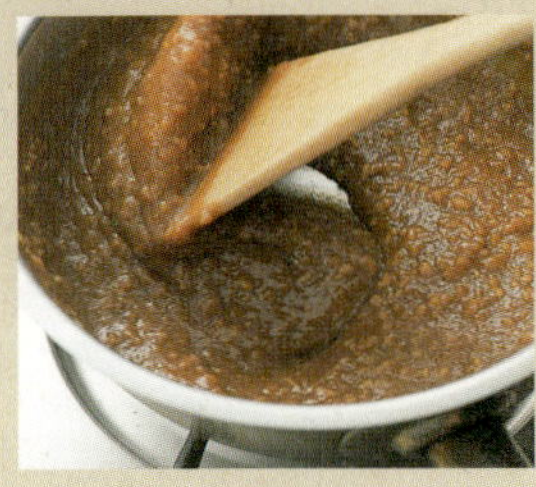

*열기가 식으면 뚜껑이 달린 깨끗한 용기에 담아 냉장 보관한다.

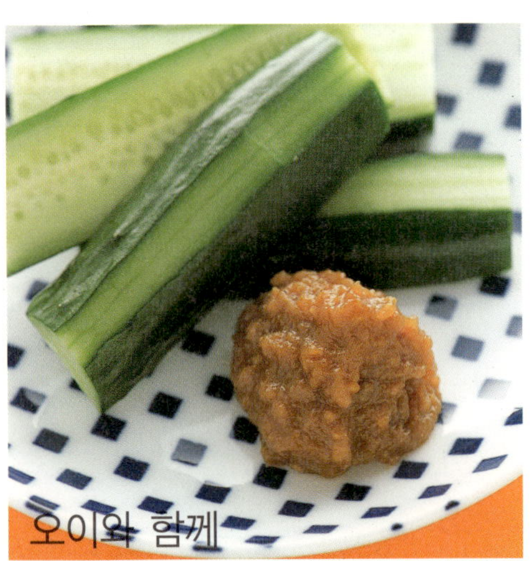

오이와 함께

재료(2인분)

오이	2개
생강된장	2큰술
소금	적당량

❶ 오이는 소금을 뿌려 굴려가며 살짝 절였다가 재빨리 씻어 물기를 뺀다. 꼭지를 자르고 껍질을 얼룩무늬로 깎은 후 길이를 반으로 잘라 다시 세로로 2등분한다.
❷ 그릇에 담아 생강된장을 곁들인다(1인분 53kcal).

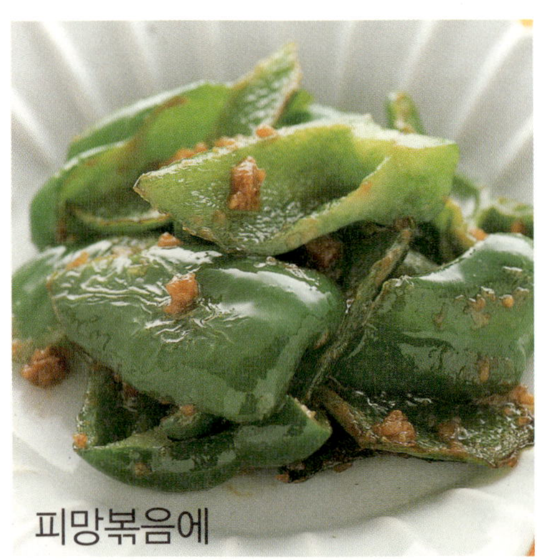

피망볶음에

재료(2인분)

피망	4~5개
생강된장	1큰술
참기름	1큰술

❶ 피망은 세로로 잘라 꼭지와 속을 파내어 모양 없이 적당한 크기로 자르고, 참기름을 넣고 중불로 가열한 프라이팬에서 2분 정도 볶는다.
❷ 생강된장을 넣고 전체를 버무려준다(1인분 88kcal).

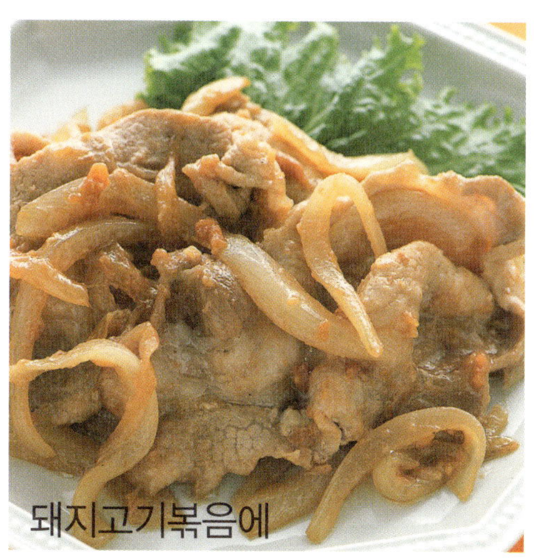

돼지고기볶음에

재료(2인분)

로스용 돼지고기(생강구이용)	200g	술 또는 물	1큰술
양파	1개	샐러드유	1큰술
생강된장	3큰술	양상추 잎	2장

❶ 양파는 세로로 얇게 썰고, 기름을 넣고 중불로 가열한 프라이팬에 2분 정도 볶아 끝 쪽에 몰아놓는다.

❷ 돼지고기를 프라이팬에 골고루 펴놓고 2분 정도 굽는다. 생강된장을 술에 녹여 넣고, 가끔씩 뒤집어주면서 1~2분 볶는다.

❸ 그릇에 담아 한입 크기로 자른 양상추를 곁들인다(1인분 424kcal).

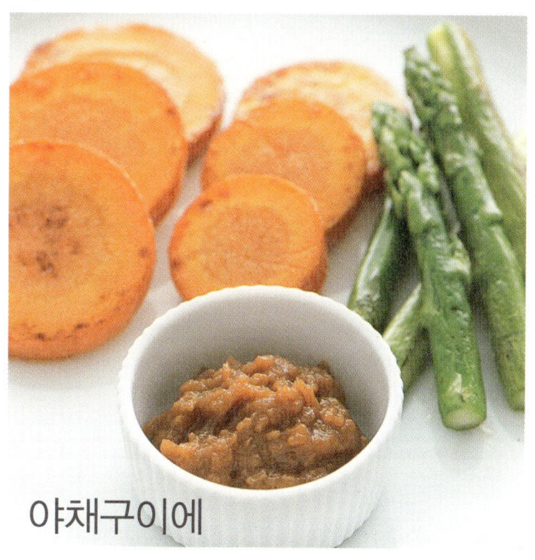

야채구이에

재료(2인분)

그린 아스파라거스	4개
당근	1개
생강된장	2큰술
올리브유	2작은술

❶ 아스파라거스는 뿌리 쪽의 딱딱한 부분의 껍질을 필러로 벗겨 길이를 반으로 자른다. 당근은 껍질째 1cm 두께의 링 모양으로 자른다.

❷ 프라이팬에 기름을 넣고 중불로 가열하여 아스파라거스와 당근의 양면을 2~3분씩 구워 생강된장을 곁들인다(1인분 109kcal).

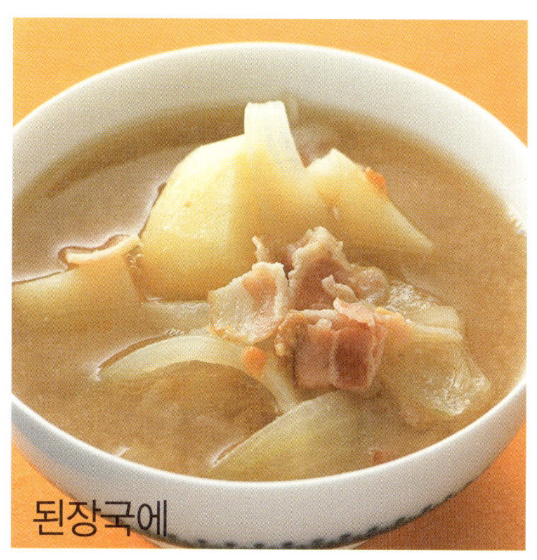

된장국에

재료(2인분)

감자	1개
양파	1/4개
베이컨	2장
생강된장	2큰술
샐러드유	1작은술

❶ 감자는 껍질을 벗겨 2cm 크기로 네모나게 썰고, 양파는 빗 모양으로 썬다. 베이컨은 1cm 폭으로 자른다.

❷ 냄비에 기름을 두르고 중불로 가열하여 베이컨을 넣고 기름이 나올 때까지 볶는다. 감자와 양파를 넣어 2분 정도 볶고 물 300㎖를 붓는다.

❸ 끓어오르면 약불로 조절하여 10분간 끓이고 생강된장을 풀어 다시 한소끔 끓여준다(1인분 199kcal).

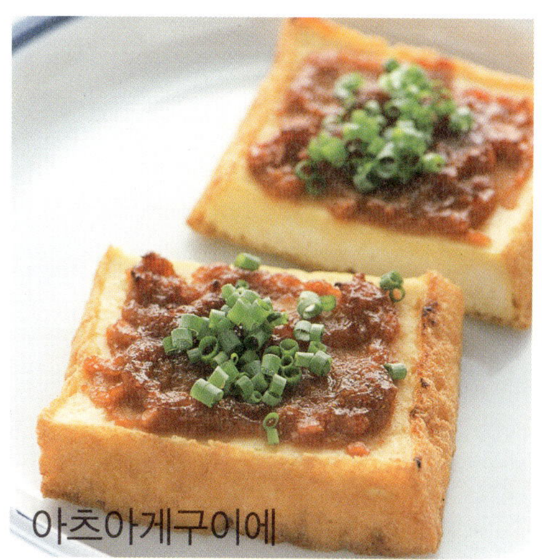

아츠아게구이에

재료(2인분)

아츠아게(튀긴 두부)	1개
생강된장	2큰술
실파	3개

❶ 아츠아게(두껍게 썰어 살짝 튀긴 두부)는 미지근한 물에 담갔다가 주물러 씻어 물기를 제거한다. 가로로 반을 자르고 두께를 반으로 자른다. 실파를 잘게 썰어놓는다.

❷ 오븐용 쟁반에 아츠아게를 자른 쪽을 위로 올려놓고 생강된장을 바른다. 토스터기에서 노릇노릇해질 때까지 10~12분 구워 실파를 뿌린다(1인분 143kcal).

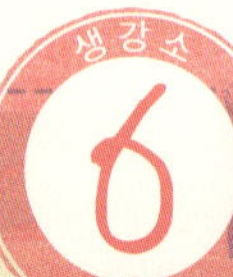

매실 가다랑어 생강 양념

생강의 향미와 우메보시(매실장아찌)의 신맛이 어우러진 담백한 양념이다.
가다랑어포를 듬뿍 넣어 깊은 맛이 난다.

재료(약 250㎖ 분량)

생강	80g
우메보시	4개(40g)
가다랑어포	2팩(6g)
술	6큰술
간장	4큰술
맛술	4큰술

1 생강은 껍질을 군데군데 긁어 내고 채를 친다. 우메보시는 씨를 제거하고 칼로 페이스트 상태가 될 때까지 두드린다.

2 작은 냄비에 생강, 술, 간장, 맛술을 넣고 중불로 1분 정도 끓인 후 내열 볼로 옮긴다.

3 가다랑어포, 우메보시를 순서대로 넣고 재빨리 섞어준다(1큰술에 17kcal).

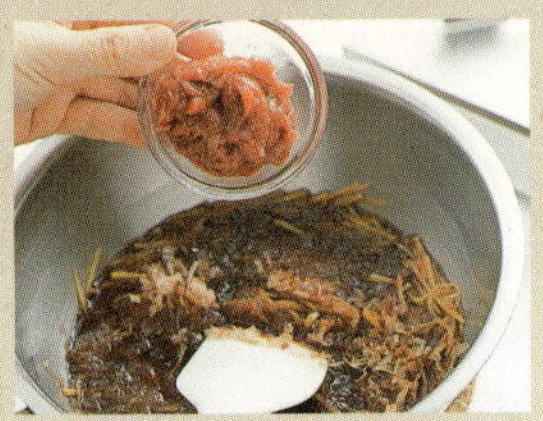

* 열기가 식으면 뚜껑이 있는 깨끗한 용기에 담아 냉장 보관한다.

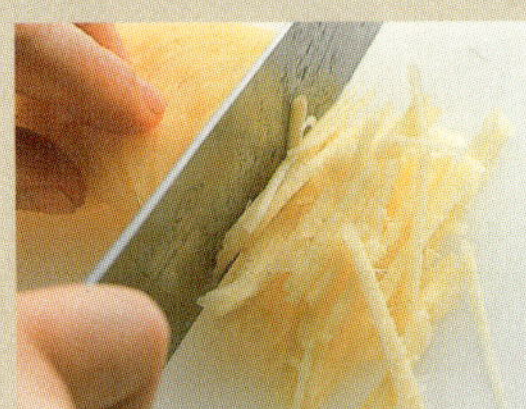

* 냉장고에서 2주간 보존 가능

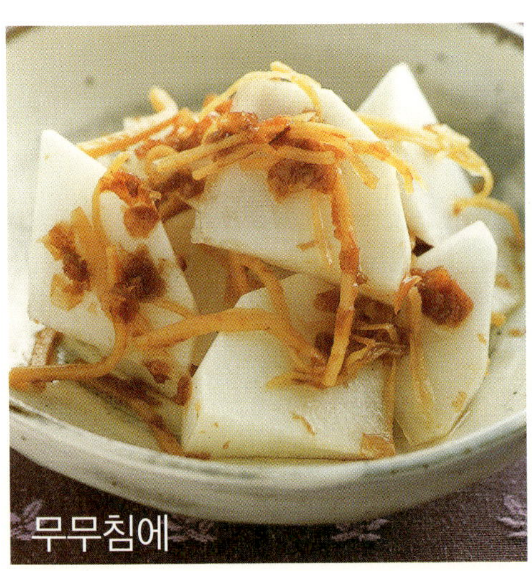

무무침에

재료(2인분)

무	200g
매실 가다랑어 생강 양념	2~3큰술

무는 껍질을 벗겨 작은 크기로 썰고, 매실 가다랑어 생강 양념으로 버무린다(1인분 32kcal).

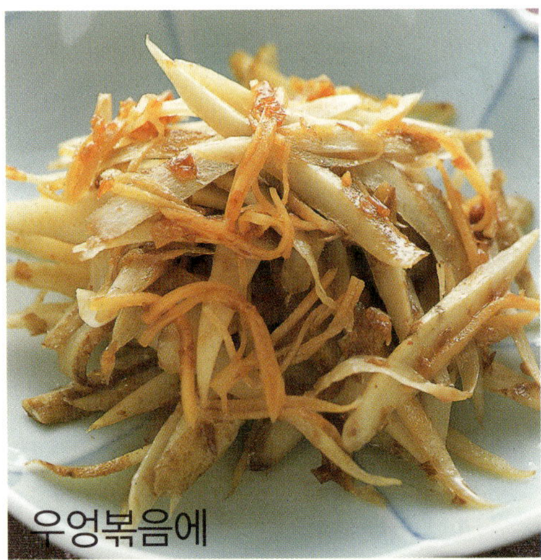

우엉볶음에

재료(2인분)

우엉	1개(150g)
매실 가다랑어 생강 양념	2~3큰술
샐러드유	1큰술

❶ 우엉은 껍질을 벗겨 적당한 굵기로 썰어 물에 5분 정도 담가둔다.
❷ 프라이팬에 기름을 넣고 중불로 가열하여 물기를 뺀 우엉을 넣고 3분 정도 볶는다. 매실 가다랑어 생강 양념을 넣고 물기가 거의 없어질 때까지 볶는다(1인분 119kcal).

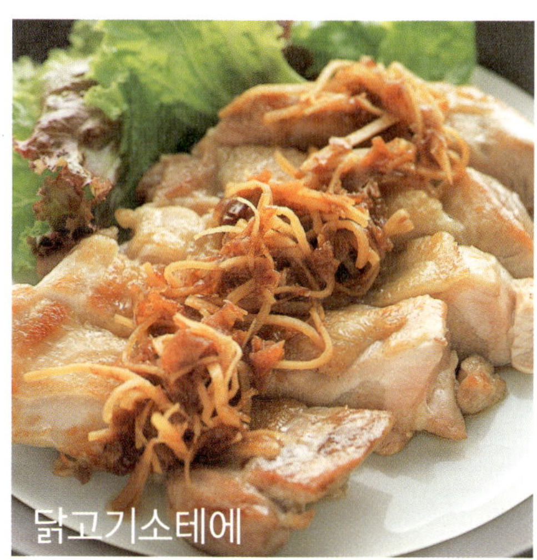

닭고기소테에

재료(2인분)

닭다리살	1팩	소금, 후추	조금
매실 가다랑어 생강 양념	2큰술	양상추	적당량

❶ 닭고기는 힘줄을 자르고 불필요한 지방을 제거한다. 살이 두꺼운 부분은 칼로 베어 두께를 균일하게 정리하여 소금과 후추를 뿌린다.

❷ 프라이팬을 중불에 올려 조금 열기가 돌면 닭고기 껍질 부분이 바닥으로 가게 해 주걱으로 가볍게 누르면서 6~7분 정도 굽는다. 배어나온 기름은 키친타월로 닦아내고, 닭고기를 뒤집어 3분 정도 구워 한입 크기로 자른다.

❸ 그릇에 담아 매실 가다랑어 생강 양념을 끼얹고 한입 크기로 찢은 양상추를 곁들인다(1인분 234kcal).

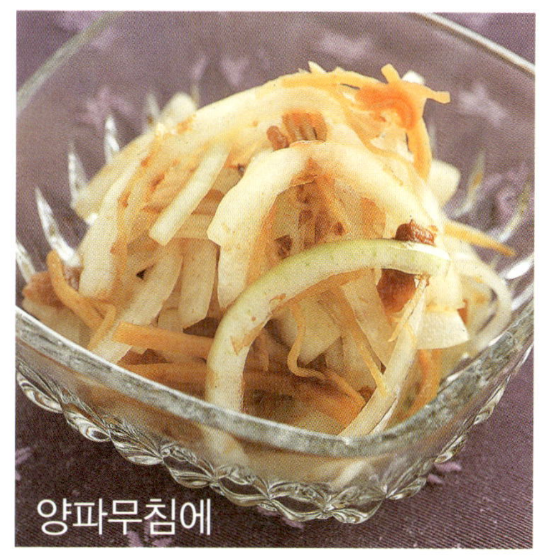

양파무침에

재료(2인분)

양파	1/2개
매실 가다랑어 생강 양념	3큰술

양파는 옆으로 얇게 썰어놓고, 매실 가다랑어 생강 양념으로 버무린 다음 15분 이상 두어 양념이 배게 한다(1인분 44kcal).

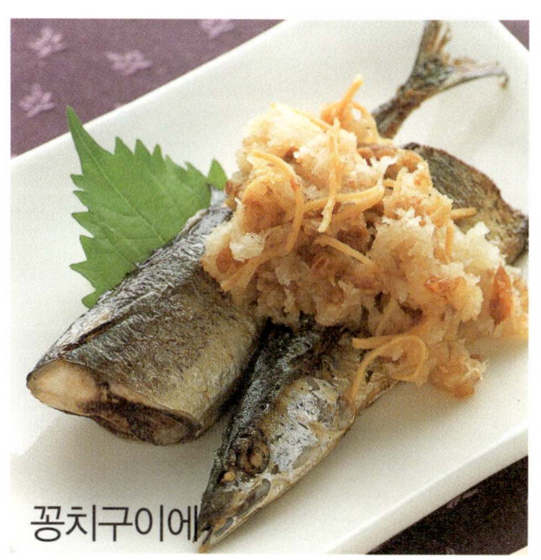

꽁치구이에

재료(2인분)

꽁치	2마리	소금	1/2작은술
무(간 것)	120g	샐러드유	2/3~1큰술
매실 가다랑어 생강 양념	2큰술	푸른 차조기	2장

❶ 꽁치는 찬물에 잘 씻어 물기를 뺀 후 비스듬히 반을 자른다. 15~20분 정도 소금을 뿌려두었다가 물기를 제거한다.

❷ 프라이팬에 기름을 두르고 2~3분 중불에 가열한 다음 꽁치를 올려놓고 강한 중불로 4~5분 굽는다. 꽁치에서 나온 기름은 키친타월로 닦아내고 뒤집어서 다시 3~4분 굽는다.

❸ 그릇에 푸른 차조기를 깔고 꽁치를 담아 갈아놓은 무에 매실 가다랑어 생강 양념을 섞어 올린다(1인분 338kcal).

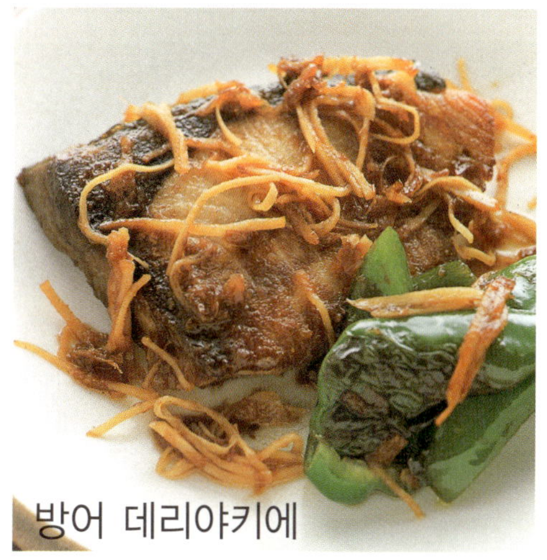

방어 데리야키에

재료(2인분)

방어	2토막(약 250g)	박력분	1~2큰술
피망	2개	샐러드유	1큰술
매실 가다랑어 생강 양념	3큰술		

❶ 피망은 세로로 잘라 꼭지와 속을 파내고 적당한 크기로 자른다. 방어는 물기를 제거하고 박력분을 묻힌다.

❷ 프라이팬을 중불로 3분 가열한 뒤 기름을 두르고 방어를 올려 3분 정도 굽는다. 방어에서 나온 기름을 키친타월로 닦아내고 뒤집어서 다시 3분 정도 굽는다. 동시에 피망을 프라이팬 빈 자리 군데군데 올려 노릇노릇하게 굽는다.

❸ 불에서 내려 매실 가다랑어 생강 양념을 골고루 섞은 다음 다시 불에 올려 재빨리 구워낸다(1인분 425kcal).

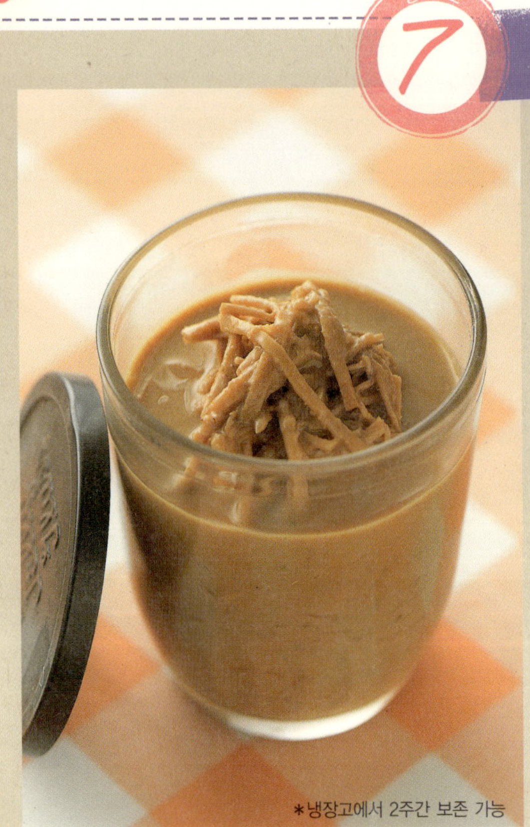

생 강 소 7 생강 참깨 양념

듬뿍 넣은 생강의 칼칼함과 너무 달지 않은 참깨 양념이 잘 어우러진다. 곱게 빻은 참깨와 다진 참깨를 같이 사용하여 더욱 고소하고 깊은 맛을 즐길 수 있다.

재료(약 350㎖ 분량)

생강	100g
곱게 간 참깨	6큰술
다진 참깨	6큰술
간장	8큰술
맛술	2큰술
식초	2큰술
참기름	2큰술

1 생강은 껍질을 군데군데 긁어내고 채를 친다.

2 볼에 생강, 간 참깨, 맛술, 간장, 식초, 참기름, 다진 참깨 순서로 넣고 잘 섞어준다(1큰술에 54kcal).

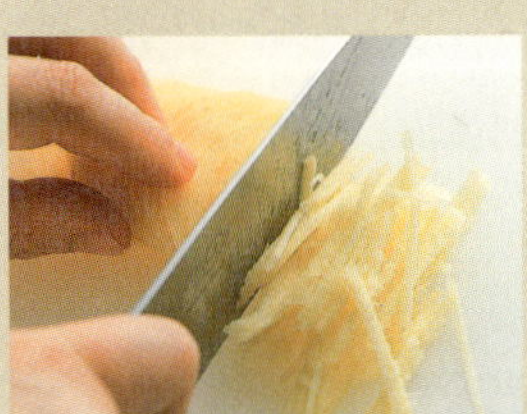

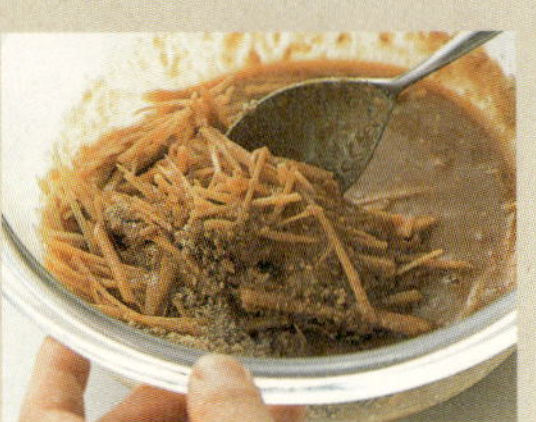

＊뚜껑이 달린 깨끗한 용기에 넣어 냉장 보관한다.

＊냉장고에서 2주간 보존 가능

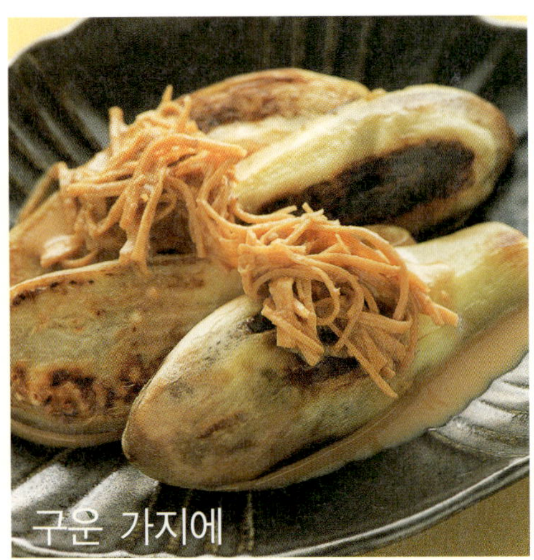

구운 가지에

재료(2인분)

가지	3개(240g)
생강 참깨 양념	2큰술
참기름	1큰술

❶ 가지는 꼭지를 따고 껍질을 벗겨 세로로 반을 자른다. 물에 5분간 담갔다가 키친타월로 물기를 닦아낸다.
❷ 프라이팬에 기름을 넣고 중불로 가열한 뒤 가지를 넣고 가끔씩 뒤집어주면서 7~8분 정도 굽는다.
❸ 그릇에 담아 생강 참깨 양념을 올린다(1인분 132kcal).

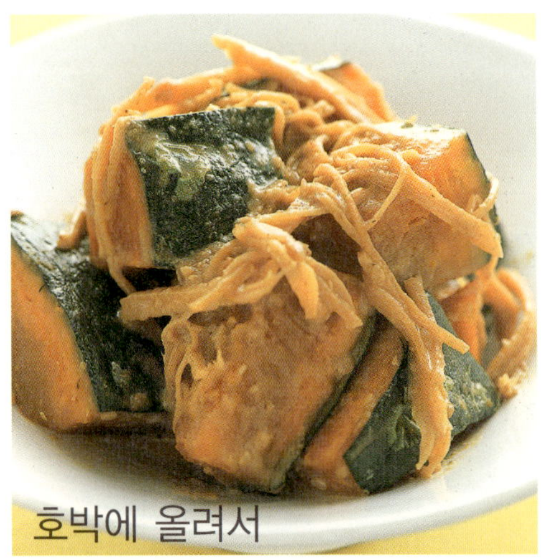

호박에 올려서

재료(2인분)

단호박	250g
생강 참깨 양념	2큰술

❶ 호박은 씨와 속을 파내고 2.5cm 크기로 네모나게 자른다. 랩을 씌워 전자레인지에서 부드러워질 때까지 3~4분 정도 가열한다.
❷ 그릇에 담아 생강 참깨 양념을 올린다(1인분 151kcal).

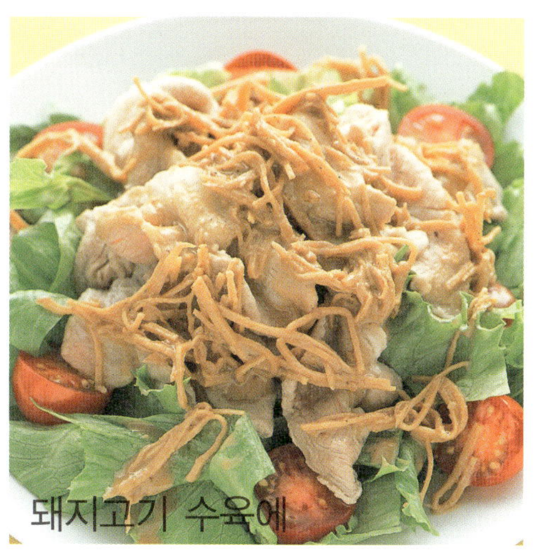

돼지고기 수육에

재료(2인분)

돼지고기 불고기용	250g	양상추 잎	4장
생강 참깨 양념	4큰술	방울토마토	8개
박력분	2큰술		

❶ 방울토마토는 꼭지를 따고 반으로 자른다. 양상추는 작은 크기로 찢는다.
❷ 냄비에 물 1ℓ를 끓인 다음 200㎖의 물을 부어 물 온도를 75~80℃ 정도로 낮춘다. 돼지고기에 박력분을 재빨리 묻혀 데운 물에 넣고 불을 끈다. 긴 젓가락으로 2~3분 천천히 저어주면서 익힌다. 물기를 털고 남은 열기를 식힌다.
❸ 그릇에 양상추를 깔고 방울토마토를 군데군데 놓는다. 돼지고기 수육을 올려 생강 참깨 양념을 골고루 뿌려준다(1인분 386kcal).

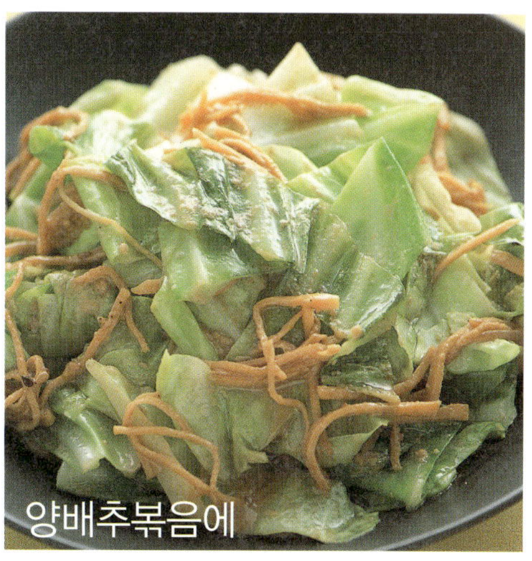

양배추볶음에

재료(2인분)

양배추	250g
생강 참깨 양념	2~3큰술
샐러드유	1큰술

양배추는 2cm 폭으로 잘라 기름을 두르고 중불로 가열한 프라이팬에서 2분 정도 볶는다. 생강 참깨 양념을 넣고 1분 정도 볶아 맛이 어우러지게 한다(1인분 138kcal).

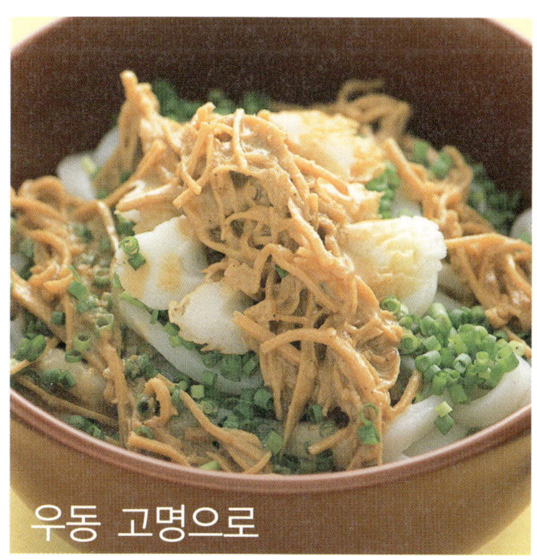

우동 고명으로

재료(2인분)

삶은 우동	2팩
어묵(구멍 난 동그란 것)	2개
실파	5개
생강 참깨 양념	6~7큰술

❶ 어묵은 5mm 폭으로 어슷하게 썰고, 실파는 잘게 썰어둔다.
❷ 우동은 끓는 물에 삶아 물기를 빼고 그릇에 담는다. 어묵을 올리고 실파를 뿌린 후 생강 참깨 양념을 얹는다. 모든 재료를 잘 섞어서 먹는다(1인분 465kcal).

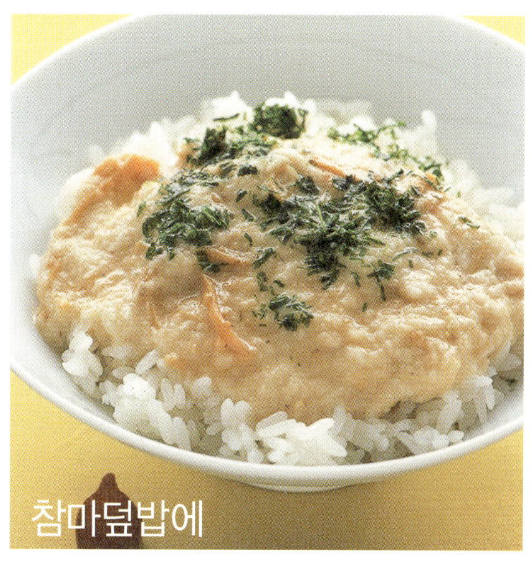

참마덮밥에

재료(2인분)

참마	150g
따뜻한 밥	300g
생강 참깨 양념	3큰술
파래김	적당량

참마는 껍질을 벗긴 다음 강판에 갈아 생강 참깨 양념을 섞어준다. 그릇에 담은 밥에 올린 후 파래김 가루를 뿌려준다(1인분 375kcal).

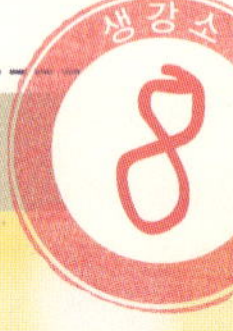

생강 라유

생강이나 참깨의 풍미, 두반장의 칼칼함, 달콤함 등 다양한 맛이 나는 양념. 맨 먼저 생강을 기름에 볶아두는 것이 포인트다.

재료(약 280㎖ 분량)

생강	100g
참깨	2큰술
술	4큰술
간장	2큰술
설탕	2큰술
소금	2작은술
두반장	1작은술
샐러드유	6큰술
참기름	2큰술

1 생강은 껍질을 군데군데 긁어내어 반달 모양으로 얇게 썰어놓는다. 술, 간장, 설탕, 소금, 두반장은 잘 섞어둔다.

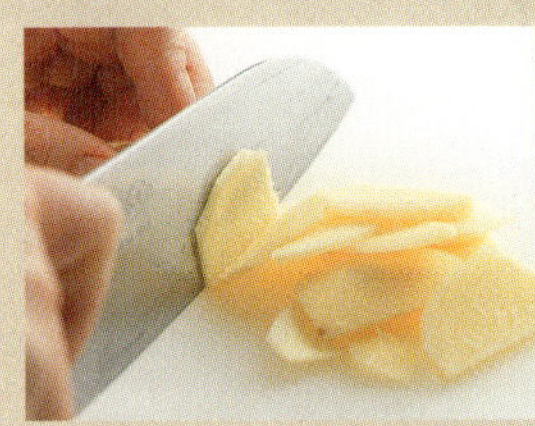

2 프라이팬에 샐러드유를 둘러 중불에 가열한 다음 생강을 넣고 2분 정도 볶는다. 참깨를 넣고 한 번 섞어준 후 불에서 내린다.

3 위의 조미료를 넣고 마지막으로 참기름을 넣어 섞어준다 (1큰술에 61kcal).

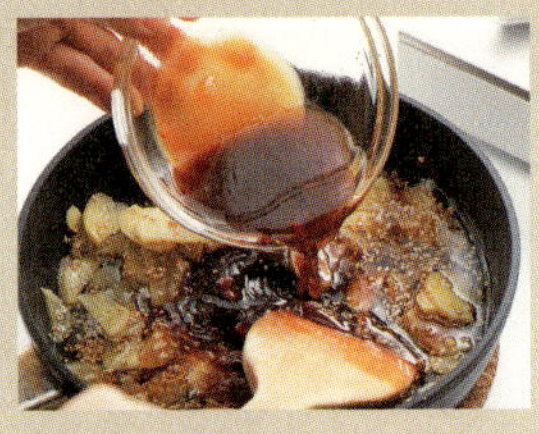

＊열기가 식으면 깨끗한 용기에 담아 냉장 보관한다.

＊냉장고에서 3주간 보존 가능

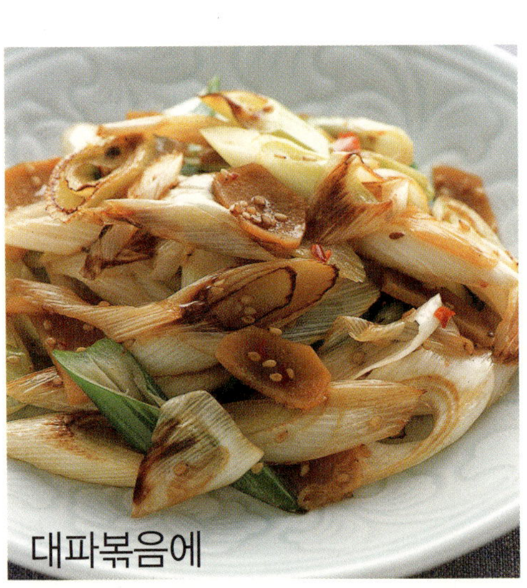

대파볶음에

재료(2인분)

대파	2개
생강 라유	2큰술
샐러드유	2작은술

대파는 폭 8mm로 어슷썰기를 한다. 기름을 둘러 중불로 가열한 프라이팬에서 양면을 2분씩 굽는다. 생강 라유를 넣고 재빨리 볶는다(1인분 123kcal).

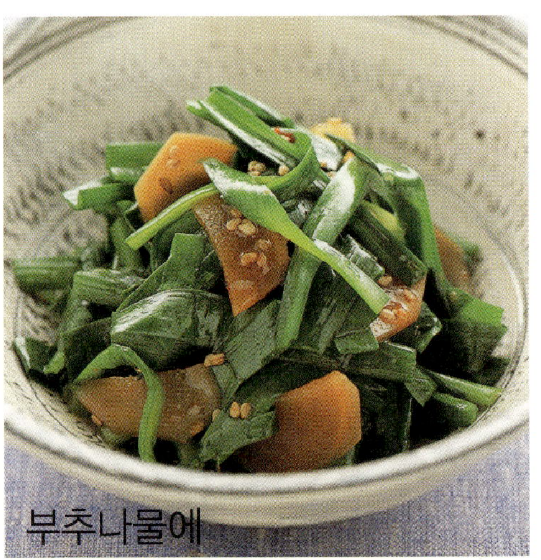

부추나물에

재료(2인분)

부추	1묶음
생강 라유	1~2큰술

부추는 5cm 길이로 잘라 끓는 물에서 30초 정도 데친 후 물기를 빼고 생강 라유로 버무린다(1인분 40kcal).

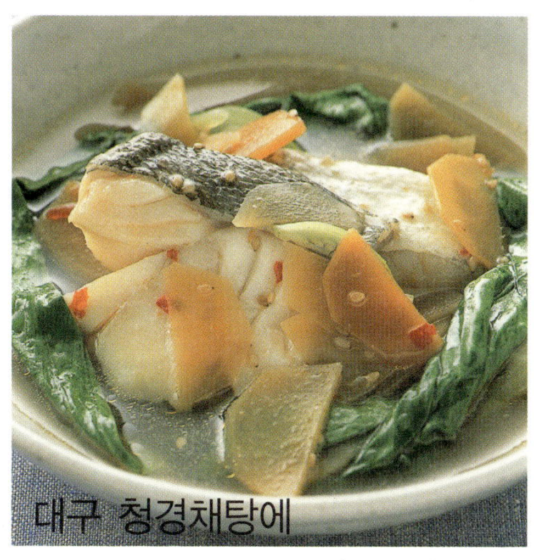

대구 청경채탕에

생대구	2토막
청경채	1묶음(150g)
생강 라유	2~3큰술
소금	조금~1/4작은술

❶ 대구는 1토막을 반으로 잘라 소금을 뿌린다. 청경채는 3등분으로 자르고, 밑동 부분은 크기에 따라 세로로 2~3개로 자른다.
❷ 프라이팬에 생강 라유와 물 150~200㎖를 넣고 끓인 후 대구와 청경채를 넣고 끓인다. 거품을 제거하고 다시 끓어오르면 약불로 줄여 10분 정도 끓인다(1인분 144kcal).

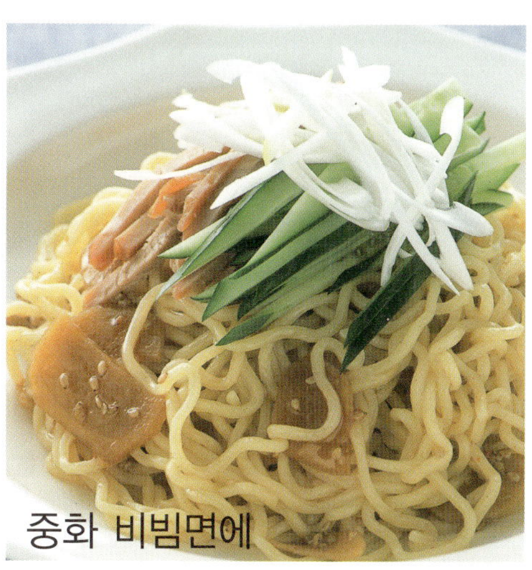

중화 비빔면에

중화생면	2팩
구운 돼지고기(차사오)	60g
오이	1/2개
파	1/4개
생강 라유	6큰술

❶ 구운 돼지고기와 오이는 얇게 채를 치고, 파는 얇게 어슷썰기를 한다.
❷ 중화면은 약간 딱딱할 정도로 데치고 물기를 털고 생강 라유로 버무린다. 그릇에 담아 구운 돼지고기, 오이, 파를 올린다. 모든 재료를 잘 비벼서 먹는다(1인분 607kcal).

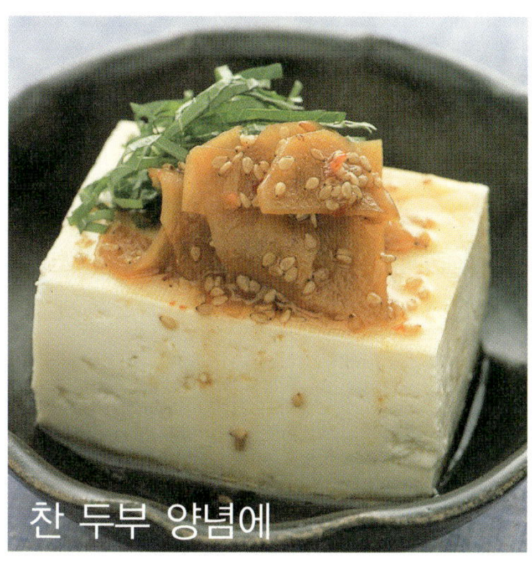

찬 두부 양념에

연두부	1모(300g)
생강 라유	2~3큰술
푸른 차조기 잎	적당량

❶ 두부는 물기를 털어 반으로 자르고, 푸른 차조기 잎은 채 썬다.
❷ 그릇에 두부를 담아 생강 라유를 뿌리고 푸른 차조기 잎을 올린다(1인분 169kcal).

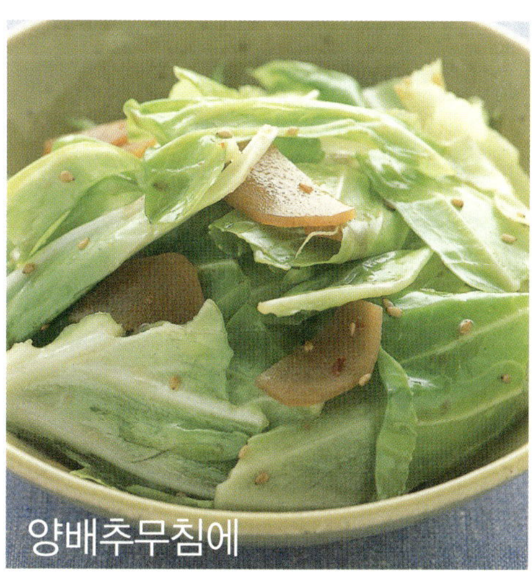

양배추무침에

양배추	150g
생강 라유	2~3큰술

양배추는 사방 약 4cm 크기로 찢어서 생강 라유를 넣고 1분 정도 손으로 버무려준다(1인분 78kcal).

생강 버섯 토마토 오일

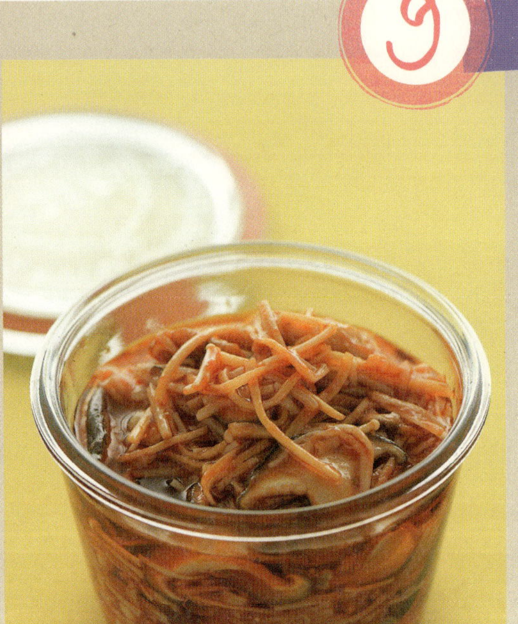

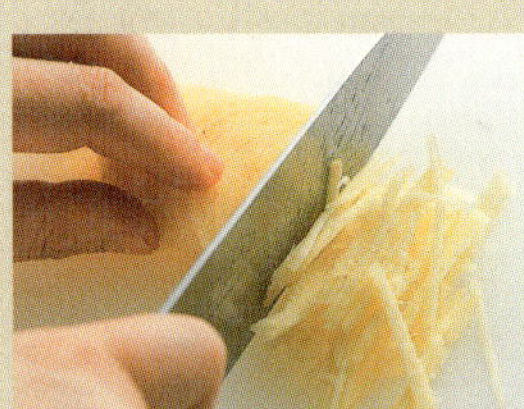

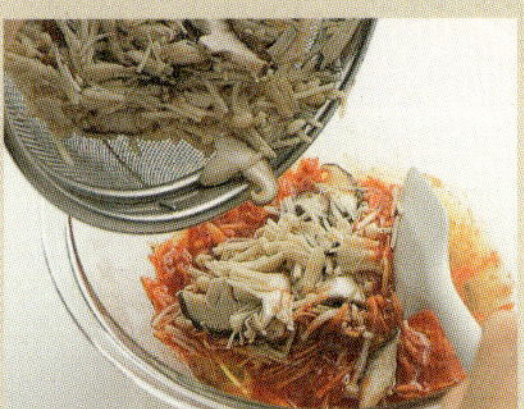

케첩을 이용해 간단히 만들 수 있는 토마토 풍미의 오일. 재료를 잘 배합하여 생강의 풍미와 함께 버섯에서 나오는 국물도 이용한다.

재료(약 600㎖ 분량)

생강	60g
생표고버섯	8개
팽이버섯	작은 것 2묶음(200g)
토마토케첩	8큰술
올리브유	4큰술
샐러드유	4큰술
소금	2작은술

1 생강은 껍질을 군데군데 긁어낸 다음 채를 썰어 볼에 담는다. 케첩, 올리브유, 샐러드유, 소금을 넣어 잘 섞는다.

2 표고버섯은 밑동을 잘라 얇게 썰고, 팽이버섯은 밑동을 잘라내고 2cm 폭으로 자르고, 팔팔 끓는 물에 1분 정도 데친다. 물기를 잘 빼고 뜨거울 때 **1**에 넣어 섞어준다(1큰술에 27kcal).

*냉장고에서 2주간 보존 가능

＊열기가 식으면 깨끗한 용기에 담아 냉장 보관한다.

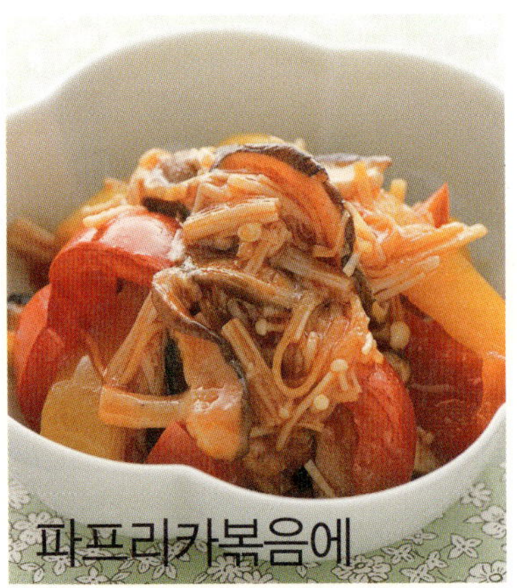

파프리카볶음에

재료(2인분)

파프리카(빨강, 노랑)	각 1/2개
생강 버섯 토마토 오일	100㎖

파프리카는 2cm 폭으로 자르고, 생강 버섯 토마토 오일, 물 2큰술과 함께 프라이팬에 넣고 중불로 가열한다. 뚜껑을 덮고 끓어오르면 약불로 줄여 5분 정도 끓인다(1인분 111kcal).

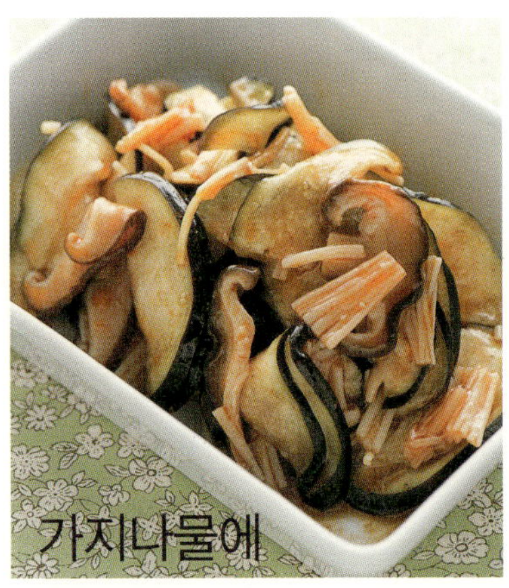

가지나물에

재료(2인분)

가지	3개
생강 버섯 토마토 오일	5큰술
소금	1/2작은술

가지는 꼭지를 따고 세로로 반으로 잘라 얇게 어슷썰기를 한다. 소금, 물 3큰술을 넣고 재빨리 섞어 5분 정도 둔다. 물기를 잘 짜고 생강 버섯 토마토 오일로 버무린다(1인분 91kcal).

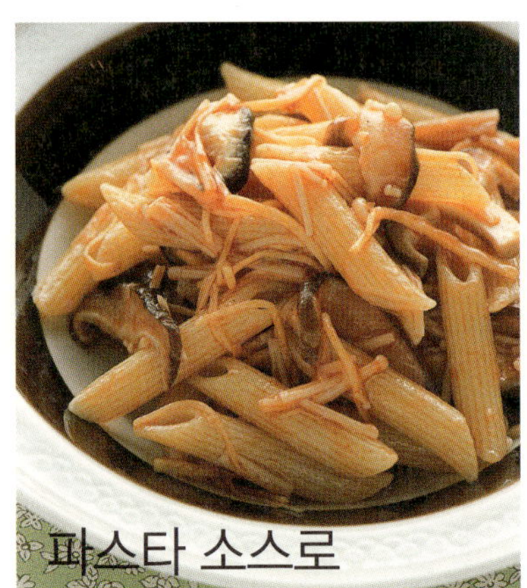

파스타 소스로

재료(2인분)

펜네	150g
생강 버섯 토마토 오일	100㎖
소금	1큰술

물 2ℓ를 끓여 소금을 넣고 펜네를 포장에 표시된 시간대로 삶는다. 물기를 빼고 생강 버섯 토마토 오일로 버무린다(1인분 375kcal).

생강 카레 페이스트

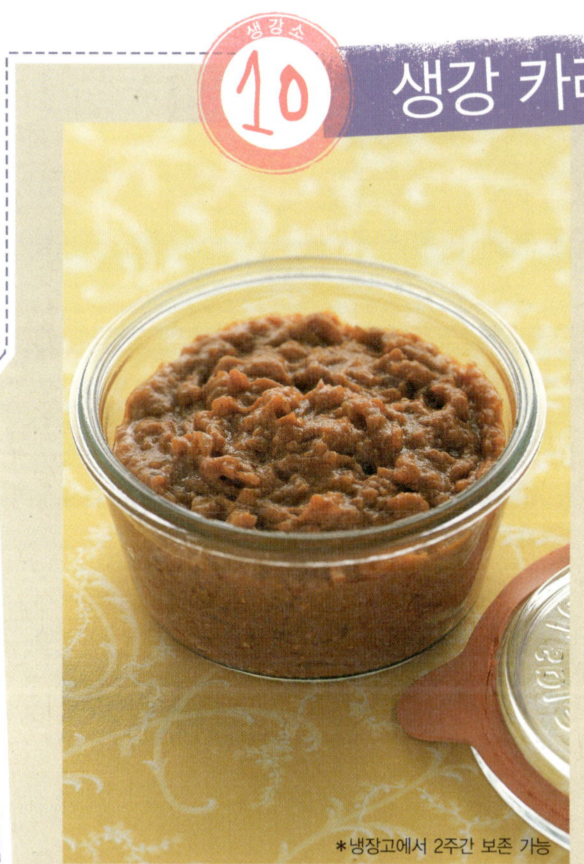

* 냉장고에서 2주간 보존 가능

다진 생강이 듬뿍 들어간 순한 맛의 카레 페이스트. 케첩이나 요구르트를 활용하여 맛을 냈기 때문에 칼칼함은 순한 편이다.

재료(약 350㎖ 분량)

생강	60g
양파	1/2개
카레가루	2큰술
박력분	2큰술
토마토케첩	8큰술
중농소스	2큰술
플레인 요구르트	8큰술
소금	적당량
후추	조금
샐러드유	2큰술

1 생강은 껍질을 군데군데 긁어내어 다진다. 양파는 적당히 다진다.

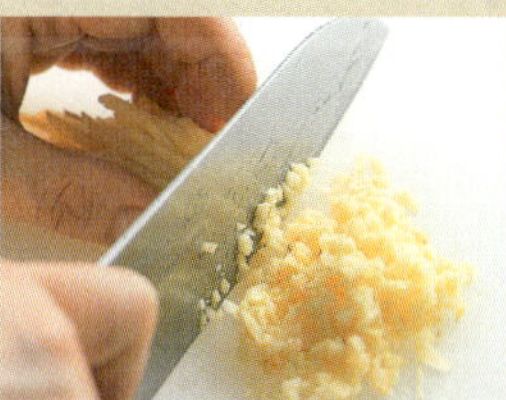

2 프라이팬에 기름을 둘러 중불로 가열한 다음 생강을 넣고 2분 볶는다. 카레가루와 박력분을 넣어 1분 정도 볶고, 양파를 넣어 2분 볶는다.

3 케첩, 중농소스(없으면 돈가스 소스), 요구르트, 소금 2작은술을 넣고 계속 섞어주면서 약불로 5분 익힌다. 소금과 후추로 간을 맞춘다(1큰술 28kcal).

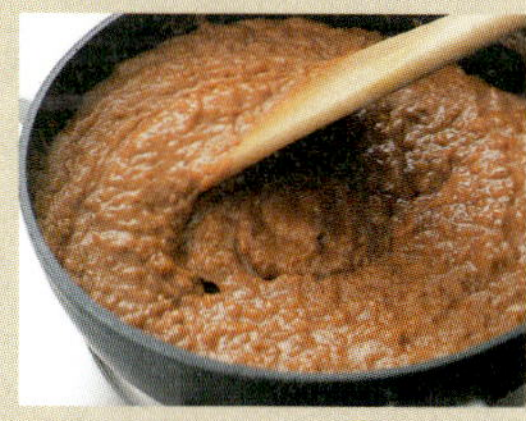

* 열기가 식으면 깨끗한 용기에 담아 냉장 보관한다.

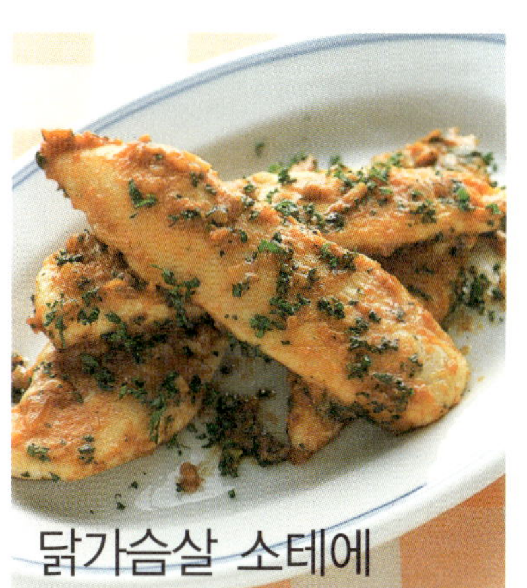

닭가슴살 소테에

재료(2인분)

연한 닭가슴살	4조각
생강 카레 페이스트	3큰술
박력분	2작은술
샐러드유	2작은술
다진 파슬리	1큰술

❶ 닭가슴살은 힘줄을 제거하고 박력분을 묻힌다.

❷ 프라이팬에 기름을 둘러 중불로 가열한 다음 닭가슴살 양면을 2분씩 굽는다. 생강 카레 페이스트를 골고루 묻혀 불에서 내린 후 파슬리를 뿌린다(1인분 181kcal).

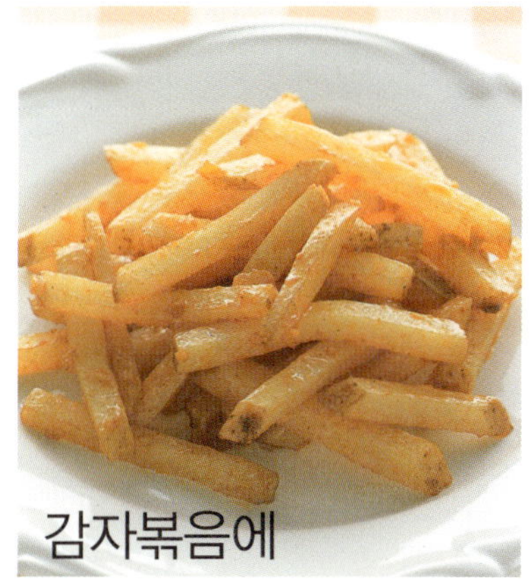

감자볶음에

재료(2인분)

감자	2개
생강 카레 페이스트	4큰술
샐러드유	1큰술

❶ 감자는 껍질을 벗기고 길이 5cm, 두께 8mm의 긴 막대 모양으로 자른다.

❷ 프라이팬에 기름을 두르고 중불로 가열하여 감자를 4~5분 볶는다. 생강 카레 페이스트를 넣어 골고루 묻혀준다(1인분 214kcal).

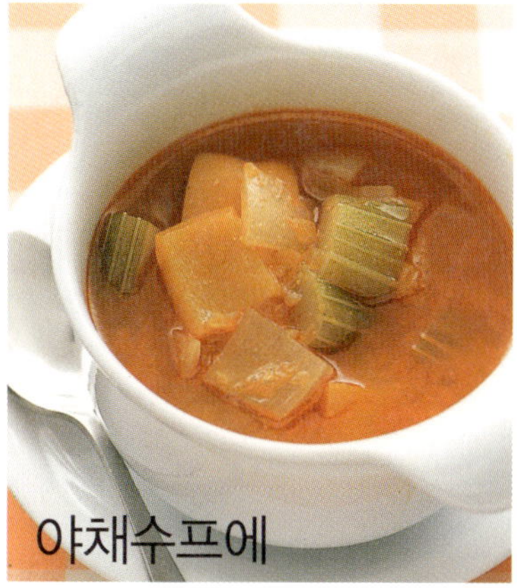

야채수프에

재료(2인분)

양파	1/4개
파프리카(노랑)	1/2개
셀러리 줄기	1/2개 분량
생강 카레 페이스트	4큰술
소금, 후추	조금
샐러드유	1/2큰술

❶ 양파, 파프리카, 셀러리는 사방 약 2cm 크기로 자른다. 기름을 둘러 중불로 가열한 냄비에서 2분 정도 볶는다. 물 400㎖를 붓고 끓어오르면 약불로 줄여 10분 정도 끓인다.

❷ 생강 카레 페이스트를 넣고 한소끔 끓어오르면 소금, 후추로 맛을 조절한다(1인분 106kcal).

2 생강의 풍미를 쉽게 낼 수 있는 아이템

생강 column

사람들이 생강의 여러 가지 효능에 관심을 가지면서 생강이 들어간 제품이 많이 나오고 있다.
매운맛의 강도가 자극적인 것에서부터 순한 맛까지 다양하다. 그중 새로운 아이템을 소개해보겠다.

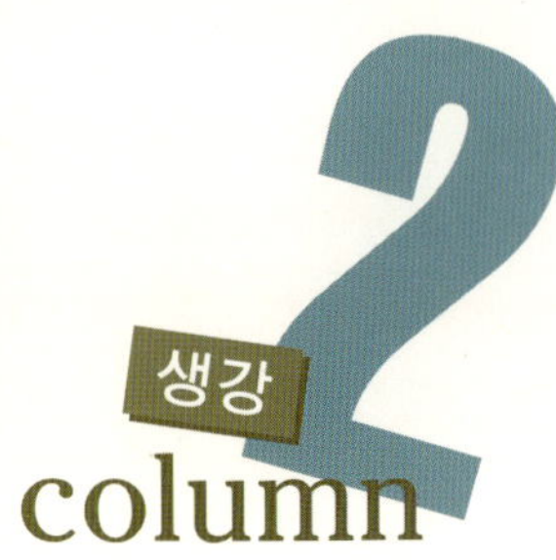

생강엿 생강탕

생강의 맛이 그대로 배어 있어 생강을 좋아하지 않을 수 없는 상품이다. 생강엿, 생강탕과 함께 순한 맛, 매운맛의 중간과 생강의 매운맛이 살아 있는 강한 매운맛 2종류가 있다.

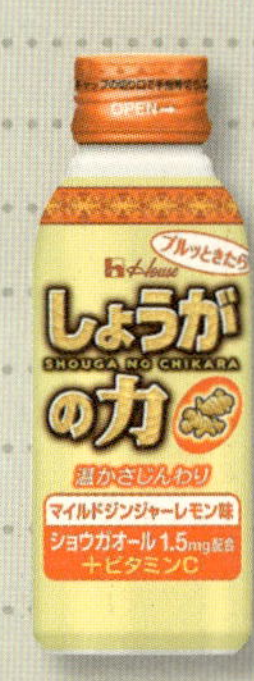

생강의 힘

생강에 들어 있는 성분 쇼가올과 비타민 C를 배합한 핫 드링크다. 추운 계절에 권한다. 레몬 맛이 그윽하고 생강의 매운맛은 순하다.

마시는 생강 레몬 & 생강 드링크

생강즙이 가득하고 레몬과 꿀을 첨가한 드링크. 생강의 자극적인 맛이 강한 '마시는 생강'과 '마시는 생강'에 레몬과 꿀을 넣은 순한 맛의 '레몬 & 생강 드링크'가 있다. 원액 그대로도 마실 수 있으며, 찬물이나 뜨거운 물, 탄산수에 섞어 마셔도 좋다.

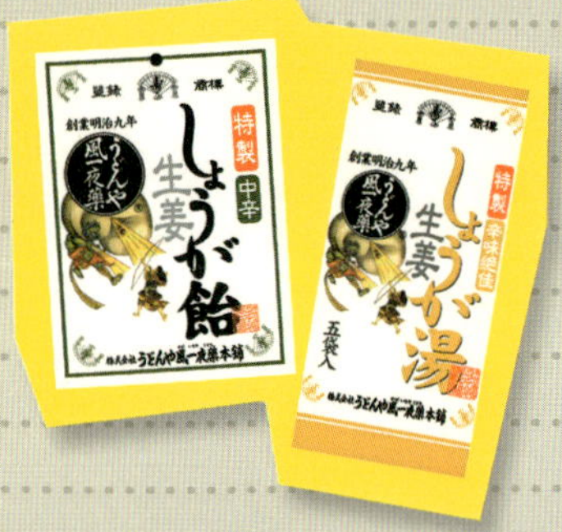

생활의 나무 록스 트리 유기농 클래식 진저

허브 숍 생활의 나무와 영국 록스 오가닉 회사가 합작하여 만든 농축음료 '록스 트리 허브 코디얼' 시리즈의 하나. 생산지를 엄선한 향이 강한 진저를 사용했다. 탕이나 탄산수에 배합하여 마신다. 원재료는 모두 유기농이다.

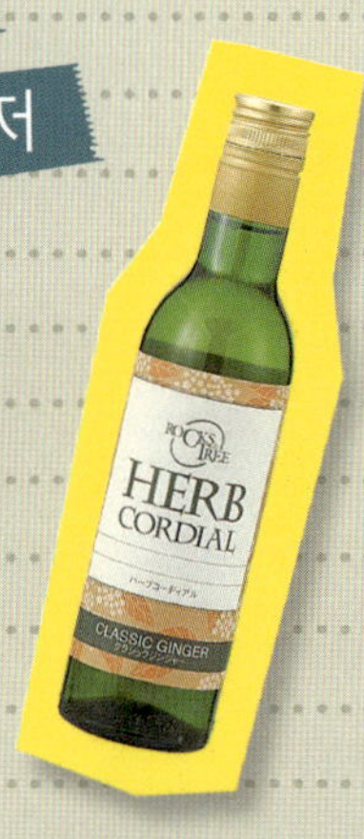

금방 간 생강 드링크

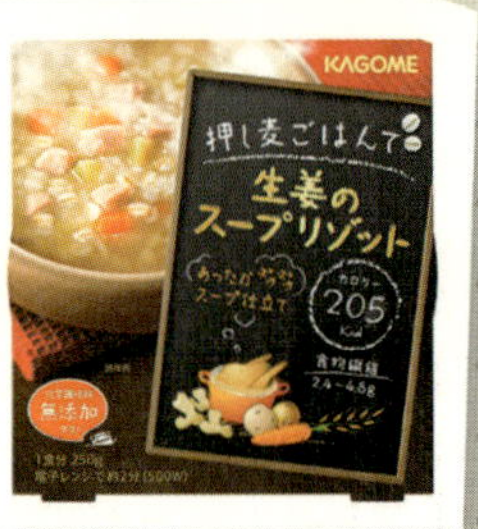

국물과 콩간장의 맛이 살아 있는, 간 무와 생강이 들어간 드링크. 생야채나 익힌 야채는 물론 미역이나 두부 등의 재료와 궁합이 잘 맞는다. 오일을 조금만 넣어 칼로리가 낮다.

생강 수프 리조토

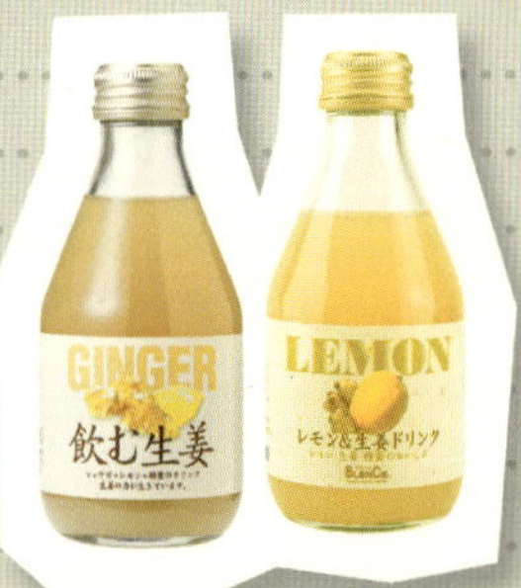

당근, 양파, 감자, 닭고기를 각각 삶아 맛을 내고, 생강의 맛을 살린 수프 리조토. 생강의 향이 식감을 돋우고 몸이 서서히 따뜻해진다. 쌀에 보리를 50퍼센트 배합하여 식이섬유가 풍부한 건강식이다.

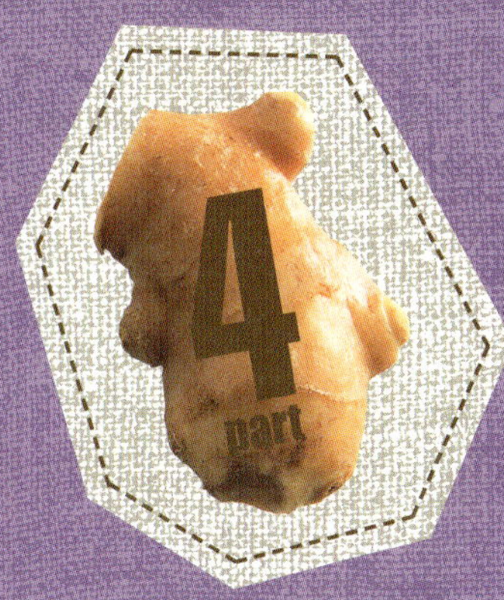

증상별로
골라 먹자!

면역력을
향상시켜
병이
낫는다

생강을
약선 요리로
먹는 법

이번 장에서는 약선 요리 연구가에게 증상별
생강 사용법을 배워보자.
중국에서도 약효 성분이 풍부한 생강이 질병 예방과
완화에 도움이 된다는 것은 상식에 속한다.
증상별로 효과가 있고 간단히 만들 수 있는
약선 요리를 소개한다.

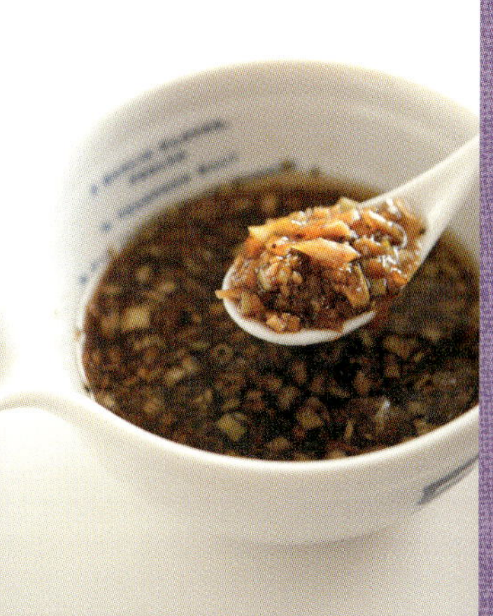

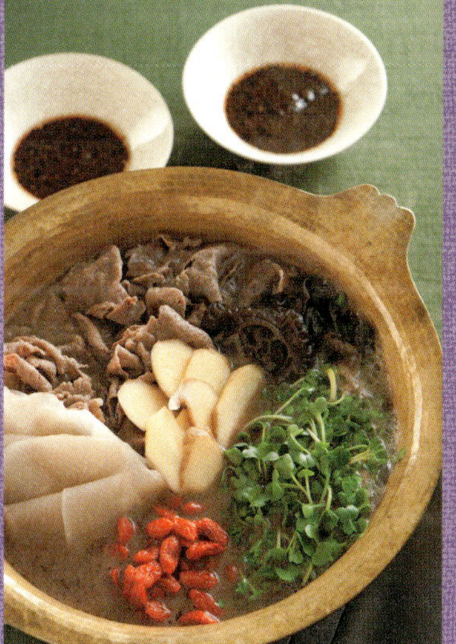

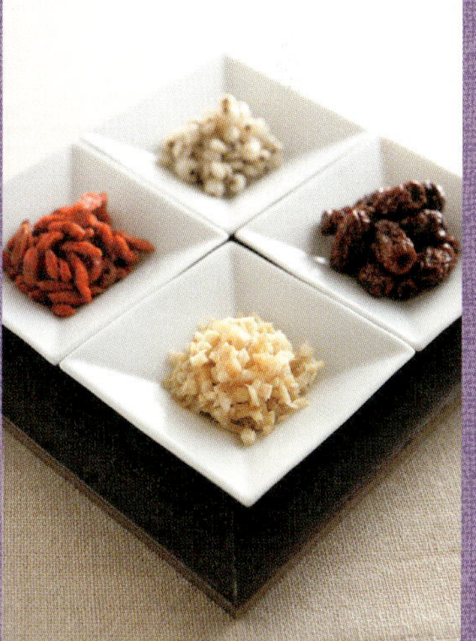

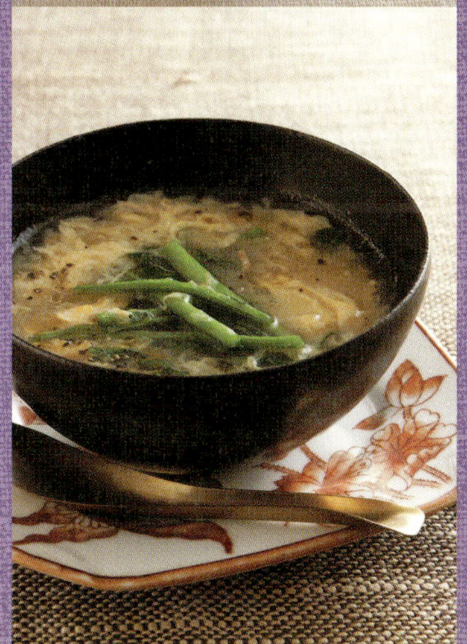

약선 요리와 생강의 관계는?

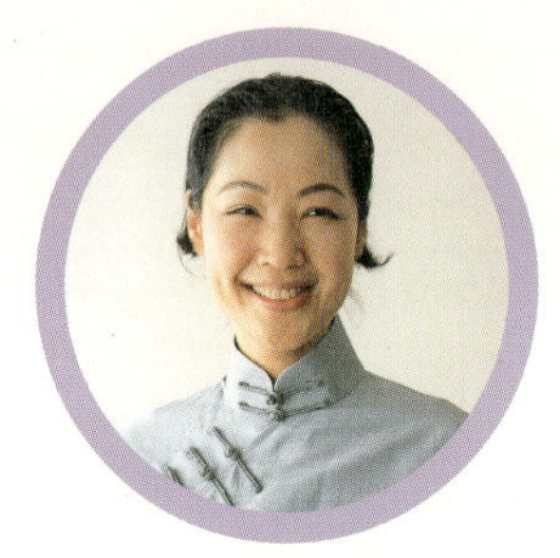

생강은 쉽게 사용할 수 있는 향미 야채이면서 약선 요리에 빠져서는 안 되는 존재다.
약선 요리는 중국의 전통적인 '의식동원(醫食同源 : 의약과 음식은 근원이 같다는 뜻)'의 사고방식을 바탕으로 만들어진 요리다.
베이징 출신의 약선 요리 연구가인 팡 웨이 선생에게 생강에 대한 생각을 물어보았다.

한방약으로 손색없는 생강

중국인들은 생강에 체온을 따뜻하게 하는 효과와 더불어 식욕 증진, 건강한 위, 해열, 발한, 항염증 등의 약효가 있다고 여기며, 실제로 한약방의 70%에 생강이 사용되고 있다. 덧붙여 말하자면 한방약의 생약명은 날생강을 건조한 것을 '생강(生薑)', 가열하여 건조한 생강을 '건강(乾薑)'이라 부른다.

향미 야채로서 듬뿍

약선 요리를 조리할 때는 생강을 듬뿍 넣어 사용하지만 베이징의 친정에서는 생으로 잘게 생강 간 것이 양념으로 식탁에 올라온다. 밥과 반찬, 국, 심지어 면에도 생강을 얹어 먹는 것이다. 생강과 궁합이 맞는 파도 양념으로 많이 사용하기 때문에 식사가 끝난 뒤에도 한동안 몸속이 따뜻한 것을 실감할 수 있다.

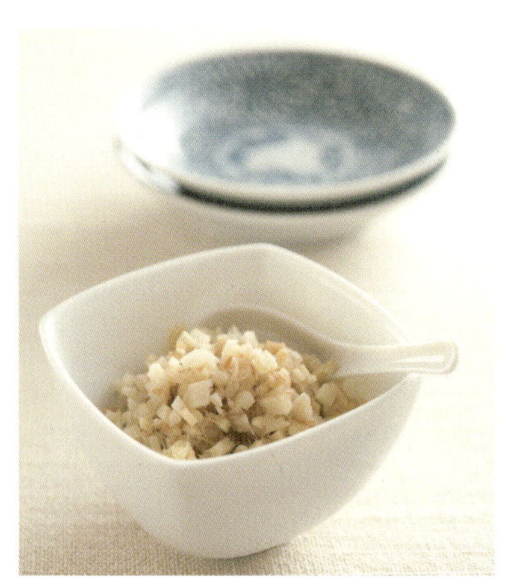

여성의 몸을 따뜻하게 하는 데는 최적

팡 웨이 선생이 여기 와서 놀란 것이 있다고 한다. 여성들이 냉증을 너무 가볍게 여긴다는 것이다. '냉증이 있어요'라고 말하면서도 겨울철에 얼음을 넣은 음료를 마시는가 하면 생리 중에도 배를 따뜻하게 하지 않고 옷을 얇게 입고 다니는 것을 보고 놀랐다고 했다. 나는 어릴 때부터 냉증은 여성 질병으로 이어진다고 배웠기 때문에 평소에 몸을 따뜻하게 하려고 신경 쓰고 있다. 생선회나 찬 두부 등 찬 음식을 자주 먹는 경우 적극적으로 생강을 섭취할 필요가 있다. 생강은 혈액 순환을 좋게 하므로 배 주변이나 손발이 차가운 여성의 몸을 따뜻하게 하는 데 가장 좋은 식품이다.

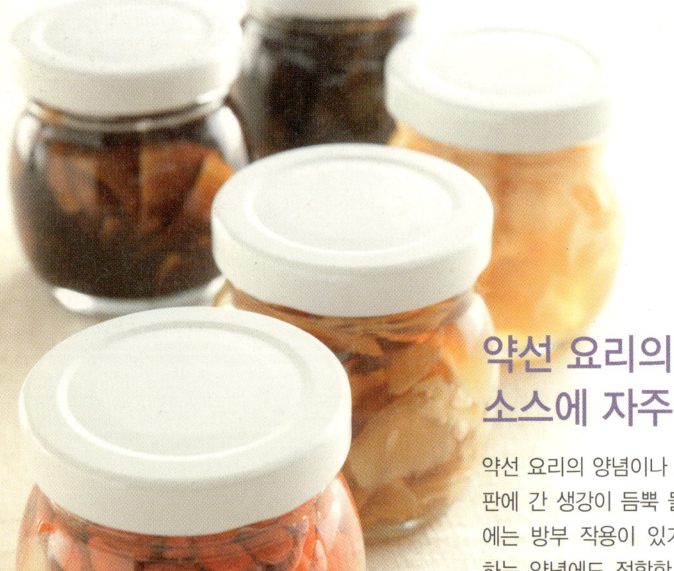

약선 요리의 양념 & 소스에 자주 등장한다

약선 요리의 양념이나 소스에는 다진 생강이나 강판에 간 생강이 듬뿍 들어가는 경우가 많다. 생강에는 방부 작용이 있기 때문에 만들어놓고 사용하는 양념에도 적합한 소재다. 내가 자주 만들어두는 것이 생강과 구기자 열매를 식초에 담근 것과 생강을 참기름이나 굴소스에 담근 것이다. 이것들을 구운 야채에 올리거나 볶음요리에 사용하기도 한다. 이렇게 생강으로 만든 보관용 조미료가 있으면 매일 생강을 섭취할 수 있다.

평생 끊이지 않는 소재로서

생강은 아시아인에게 차나 간장과 함께 없어서는 안 될 식품이다. '유행이어서', '싸고 쉽게 사용할 수 있어서' 등의 이유뿐만이 아니라 생강을 먹지 않으면 몸 상태가 안 좋아진다고 생각해도 과언이 아니다. 여러분도 부디 매일 생강을 섭취하여 건강을 유지하길 바란다.

식욕이 없을 때

식욕이 없을 때는 위장의 점막 등에 염증이 생겨 소화, 흡수력이 약해져 있는 경우가 많다.

그럴 때는 무리하게 많이 먹지 말고 위장을 조금 쉬게 해주는 게 좋다. 다만 수분을 공급해주는 것은 중요하다.

이때 위장의 활동을 조절해준다고 알려진 생강에 단맛을 가미한 핫 드링크를 추천한다.

마지막에 상온에 둔 탄산수를 넣는 것이 포인트다. 생강이 탄산수의 거품과 함께 위장 점막으로 퍼져나가 염증을

완화해준다. 함께 넣은 산사나무도 위장에 좋은 식품이다. 중국에서는 산사나무가 배합된 위장약도 있다고 한다.

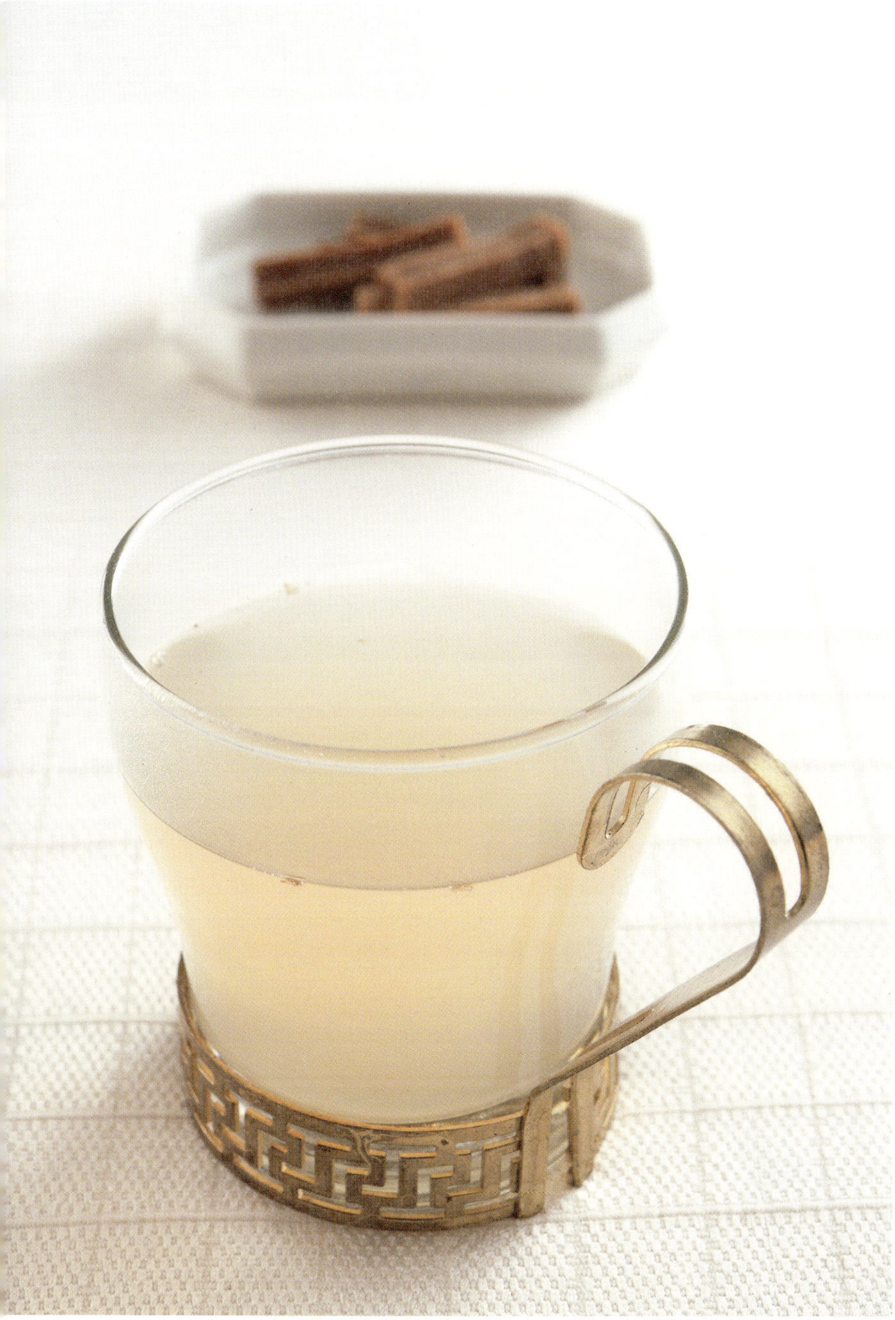

핫 진저에일과 산사나무

재료(1인분)

진저에일 소	2/3큰술
탄산수(무당, 상온에 둔 것)	30㎖
레몬즙	조금
산사나무	적당량

내열 컵에 진저에일 소를 넣고 끓인 물 150㎖를 넣어 잘 저어준 다음 탄산수와 레몬즙을 넣는다. 산사나무를 첨가한다.
(핫 진저에일 1인분＋산사나무 4개에 61kcal)

진저에일 소
재료(만들기 쉬운 분량)와 만드는 법

❶ 생강 50g(약간 많게)은 군데군데 긁어낸다. 정량 50g을 준비하여 강판에 간다.

❷ 작은 냄비에 생강을 넣고 물 60㎖, 설탕 50g을 넣어 약불로 가열하고 가끔씩 섞어주면서 5분 정도 끓인다.

❸ 열기가 식으면 꿀을 조금 넣는다.

＊열기가 식으면 깨끗한 용기에 담아 냉장 보관한다.

산사나무

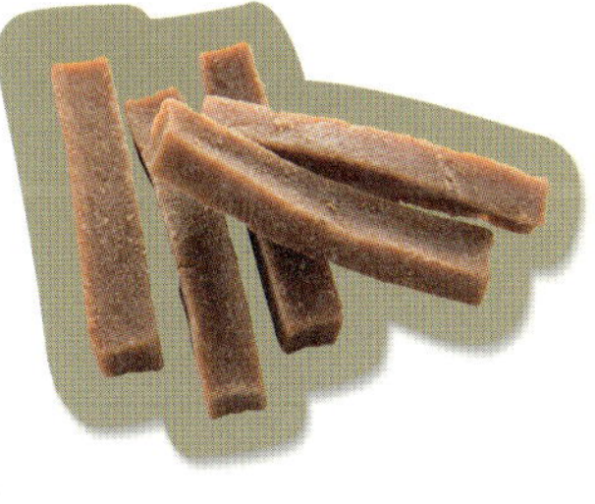

원산지는 중국이다. 장미과의 낙엽교목으로 직경 1~1.5cm의 신맛이 강한 붉은 열매가 열린다. 이것을 페이스트 상태로 만든 다음 설탕을 넣어 굳혀 건조시킨 것이 오른쪽의 사진. 그 밖에 젤리나 주스에도 사용된다.

증상별 약선 요리·2
냉증으로 괴로울 때

냉증의 원인으로는 혈액 순환이 잘 안 되거나, 수분의 대사가 원활하지 않을 때 등 여러 가지가 있다. 사람에 따라서

온몸이 차갑거나 손끝과 발끝, 생리 중에 배 주변이 차가운 경우가 있다.

이처럼 이유도 다양하고 냉증이 생기는 부위도 다양하지만 중요한 것은 몸을 따뜻하게 해주는 음식을 먹어야 한다는 것이다.

이번에는 생강을 속 재료나 소스에 이용할 수 있는 냄비 요리를 소개한다. 속 재료에는 몸을 따뜻하게 하는 효과가 높은 쇠고기,

구기자 열매 등을 선택하고, 소스로는 역시 몸을 따뜻하게 하는 매운 향신료인 고춧가루와 시나몬을 넣는 것이 포인트다.

지금 바로 몸을 따뜻하게 만들고 싶을 때는 약선 재료를 합친 간단한 드링크를 마시는 방법이 있다.

쇠고기 생강 약선 냄비요리

재료(2인분)

고기(샤브샤브용)	300g
무	1/4개
무순	2팩
얇게 썬 생강	20g
목이버섯	2g
구기자 열매	1큰술
사오싱주 또는 술	2큰술
치킨스톡(과립)	1과 1/2큰술

흑초 생강 양념
생강 간 것	2큰술
흑초 또는 식초	2큰술
간장	2큰술
흑설탕(분말)	2큰술
참기름	1큰술
고춧가루	1/2작은술
시나몬파우더	1/4작은술

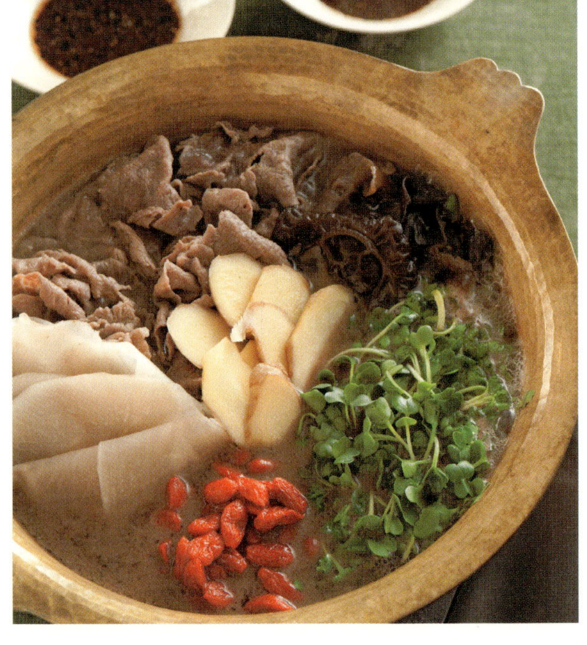

1 무는 필러로 얇게 껍질을 벗기고 무순은 뿌리를 제거한다. 목이버섯과 구기자 열매는 각각 물에 5분 정도 담가 불린다. 흑초 생강 양념 재료는 잘 섞어둔다.

2 냄비에 물 500㎖, 치킨스톡을 넣고 끓인다. 생강과 사오싱주를 넣고 3~4분 끓인다. 쇠고기, 무, 무순, 목이버섯, 구기자 열매를 넣어 재빨리 끓여내 소스에 찍어 먹는다(1인분 666kcal).

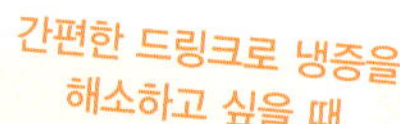

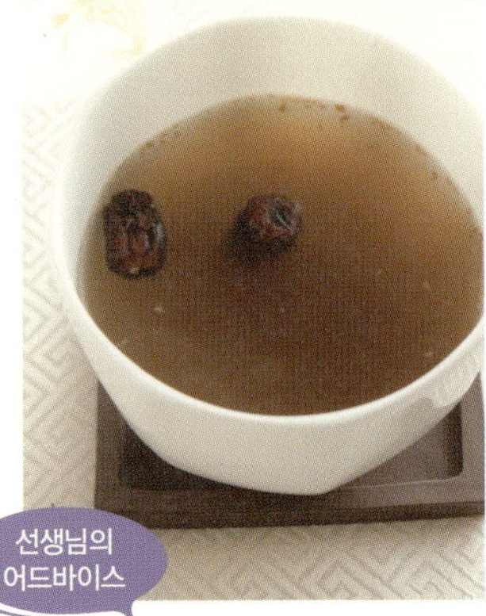

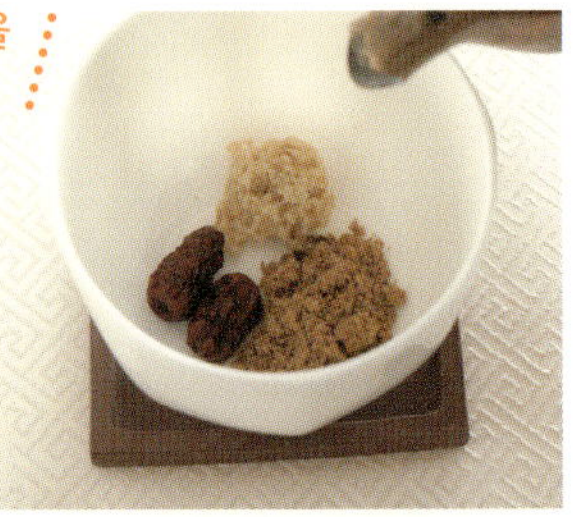

생강 대추 드링크

재료(1인분)

생강 간 것	1/2작은술
대추	2개
흑설탕(분말)	1작은술

❶ 대추는 물에 10분 담가 불려 씨를 뺀다.
❷ 찻잔에 생강, 대추, 흑설탕을 넣고 끓인 물 180㎖를 넣어 잘 섞는다(1인분 34kcal).

선생님의 어드바이스

생리 중에는 따뜻한 음료로 위장을 따뜻하게 하는 것이 중요하다. 약선에서는 생강과 마찬가지로 대추와 흑설탕도 혈액 순환을 좋게 해 몸을 따뜻하게 하는 효과가 있다고 하여 자주 사용된다.

구기자 열매

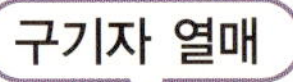

원산지는 중국이다. 가짓과의 낙엽묘목으로 열매는 직경 약 2cm의 붉은색이다. 열매를 말린 것을 판매하고 있다. 적당한 신맛과 부드러운 단맛이 있고, 물에 담그면 부드럽게 부풀어 선명한 붉은색을 띤다.

흑초

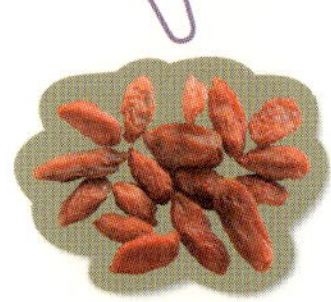

찰떡과 쌀누룩을 전통적인 제조법으로 양조한 식초. 순한 신맛이 나면서 농후한 맛이 있다. 중국에서는 향이 강해 향초라고도 부른다.

대추

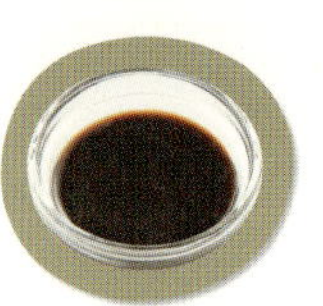
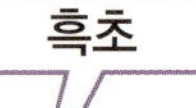
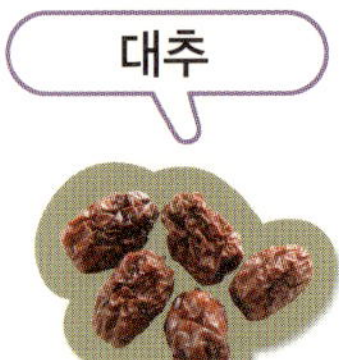

갈매나뭇과의 낙엽식물로 직경 3~4cm의 가늘고 긴 붉은색 열매가 달린다. 건조시킨 열매를 약선 요리에 이용한다. 씨앗에는 정신을 안정시키는 작용이 있으며 한방약으로도 사용된다. 설탕이나 꿀에 끓여 건조시킨 것도 있으며 차에 곁들여 먹기도 한다.

몸에 피로가 쌓였을 때

몸이 무겁고 나른하고 어깨 결림, 요통 등의 피로를 그대로 방치하면 의욕이 저하되고,

집중력이 떨어지는 등 정신적인 피로감으로 이어진다.

중국에서는 우리가 몸의 피로를 느끼는 것은 체내 에너지가 부족하거나 혈액 순환이 나쁘기 때문이라고 여겼다.

기운을 북돋는 데는 식초가 좋고, 혈액 순환을 좋게 해 몸을 따뜻하게 하는 데는 생강이 효과적이다.

피로가 쌓이면 식욕도 떨어지기 쉬운데, 식초의 신맛과 생강의 향미에는 식욕 증진 작용이 있다.

또한 피로를 줄이려면 숙면을 취해 몸을 쉬게 해주는 것도 중요하다.

생강 흑초 스완라탕

재료(2인분)

돼지고기(삼겹살 덩어리로) ·· 50g		흑초 또는 식초 ·········· 1과 1/2큰술
연두부 ························· 40g		흑설탕(분말) ············ 2작은술
데친 죽순 ···················· 15g		참기름 ····················· 조금
다진 생강 ···················· 20g		후추 ························ 1/4작은술
말린 표고버섯 ·············· 1개		물에 녹인 녹말가루 ····· 조금
목이버섯 ····················· 2g		달걀 풀어놓은 것 ········ 1/2개
치킨스톡(과립) ············ 1과 1/3큰술		샐러드유 ················· 1큰술
사오싱주 또는 술 ··········· 1큰술		쑥갓 ······················ 적당량

1 말린 표고는 물에 15분, 목이버섯은 5분 정도 불린다. 돼지고기, 두부, 죽순과 함께 다진다.

2 냄비에 기름을 둘러 중불에 가열한 뒤 생강과 돼지고기를 넣고 재빨리 볶는다. 물 400㎖, 치킨스톡을 넣고 익힌 후 사오싱주를 넣는다. 죽순, 표고, 목이버섯을 넣고 5분 정도 익힌다.

3 흑설탕, 흑초, 녹인 녹말가루를 넣고 섞어주면서 재빨리 끓인다. 두부를 넣고 한 번 섞어준다. 마지막으로 풀어놓은 달걀을 둘러 넣고 강불로 끓인 후 바로 불을 끈다.

4 그릇에 담아 후추와 참기름을 뿌리고 쑥갓을 올린다(1인분 238kcal).

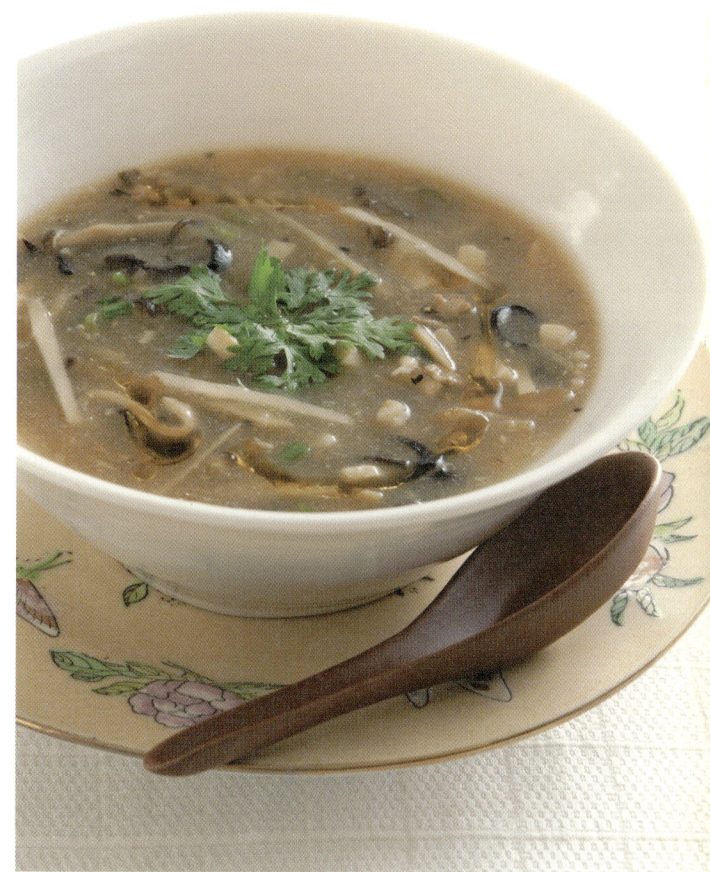

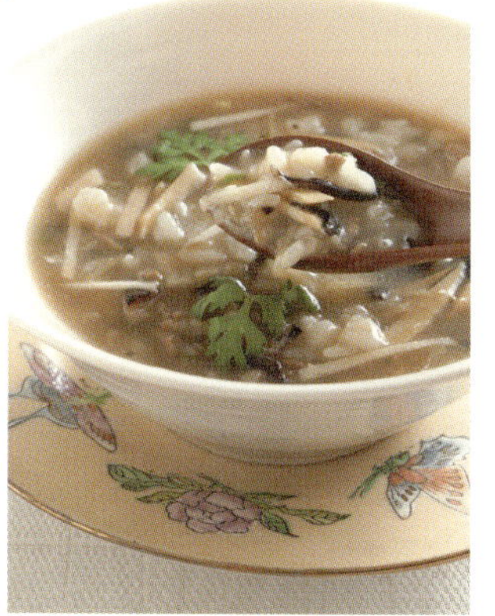

피로를 풀고 체력을 빨리 회복하고 싶을 때

선생님의 어드바이스

일본인들은 추운 계절에 찰떡을 먹으면 기운이 난다고 말한다. 마찬가지로 약선에서도 체력을 보강하고 싶을 때 찹쌀을 적극적으로 추천한다.

스완라탕죽

재료(1인분)

앞에 소개한 스완라탕····1인분
따뜻한 밥(찹쌀과 멥쌀 반반 섞어
지은 밥) ····················· 반 공기 분량

스완라탕에 밥을 넣고 잘 풀어 5분 정도 끓인다(1인분 364kcal).

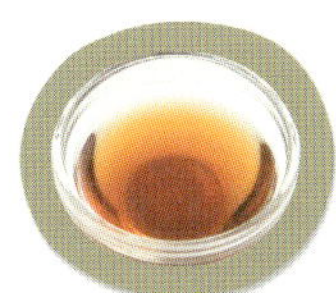

중국 저장성 사오싱 부근에서 제조된 양조주로 찹쌀을 보리누룩으로 발효시켜 장기 제조한 술. 순한 신맛이 나며 향이 좋은 것이 특징이다.

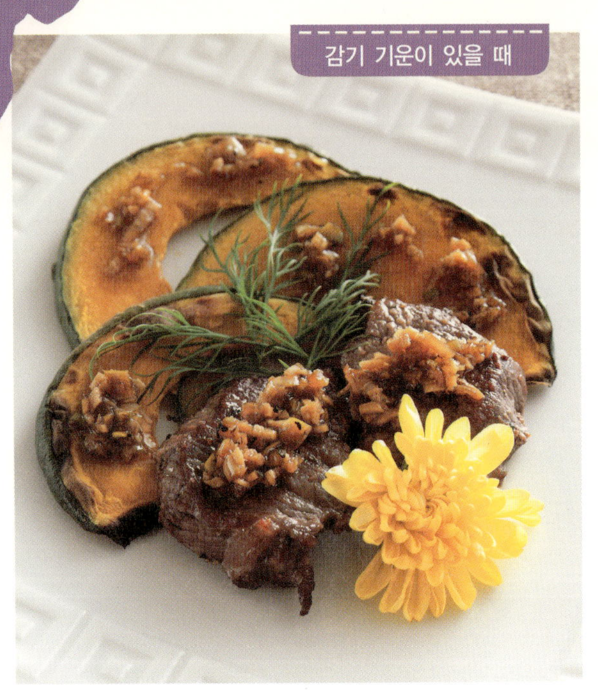

생강 파 소스에 찍어 먹는 양고기 호박 그릴

재료(2인분)

양고기(뼈 있는 다리살) … 4개	
밑간 ┌ 생강 간 것 … 1/2작은술	
│ 사오싱주 또는 술 … 1큰술	
└ 후추 … 조금	
단호박 … 120g	

생강 파 양념	
┌ 다진 생강 … 2큰술	
│ 다진 파 … 2큰술	
│ 간장 … 2큰술	
│ 설탕 … 1큰술	
│ 참기름 … 1/2큰술	
└ 참깨 … 조금	
샐러드유 … 조금	

1 양고기는 굽기 5분 전 실온에 두고 포크로 3~4군데 찔러 밑간 재료가 배게 한 다음 20분간 둔다. 호박은 씨와 속을 제거하고 얇게 썰어놓는다. 생강 파 양념은 재료를 잘 섞어놓는다.

2 그릴에 양고기와 호박을 올려놓고, 호박에는 기름을 얇게 발라 먹기 좋은 색이 나도록 굽는다.

3 양고기는 뼈를 발라내고 호박과 함께 그릇에 담아 생강 파 양념을 올린다. 식용 국화와 딜이 있으면 함께 장식해 올린다(1인분 297kcal).

증상별 약선 요리·4
감기 기운이 있을 때, 감기 걸렸을 때

감기는 바이러스가 우리 몸속에 침투해 감염된 상태를 말한다. 목 뒤 또는 배가 차갑거나,

목이나 코 점막의 이물을 제거하는 활동이 약해져 있으면 감기에 걸리기 쉽다. 감기를 예방하는 데는 몸을 따뜻하게 하는

양고기 + 점막을 강화하는 호박, 보온 효과와 살균 효과가 높은 생강 파 양념의 조합이 가장 효과적이다. 만일 감기에 걸렸다면

몸을 안쪽부터 따뜻하게 하는 생강과 파, 자양 성분이 강한 달걀, 예부터 감기약 재료로 사용되는 칡가루로 끈끈하게 만든

간단한 수프를 추천한다. 이것을 마시고 충분히 휴식을 취하면 감기 기운을 몸 밖으로 배출할 수 있다.

생강 파 달걀 수프

재료(2인분)

다진 생강 … 1큰술	물에 녹인 칡가루 또는 녹말가루 … 조금
다진 파 … 2큰술	굵게 간 후추 … 조금
달걀 풀어놓은 것 … 1개 분량	참기름 … 조금
물냉이(크레송) … 1/2묶음	샐러드유 … 1/2큰술
치킨스톡(과립) … 2/3큰술	

1 냄비에 샐러드유, 생강, 파를 넣고 중불로 향이 퍼져나올 때까지 볶는다. 물 350㎖와 치킨스톡을 넣고 1~2분 가열한다.

2 반으로 자른 물냉이를 넣어 재빨리 끓이고, 물에 푼 칡가루를 넣어 끈끈하게 한다. 풀어놓은 달걀을 둘러 넣고 잘 섞는다. 참기름을 넣고 후추를 뿌린다(1인분 95kcal).

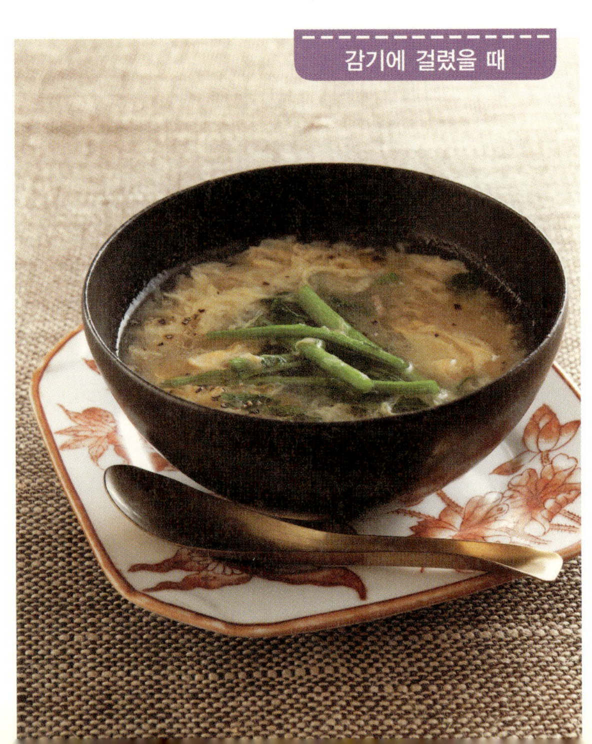

위가 아플 때

위의 통증은 위장 점막에 생긴 염증이 원인으로 알려져 있다. 이럴 때는 위장에 부담을 주지 않는 것을 먹는 것이 좋다.

나는 위통이 있을 때 주로 카레 요리를 만들어 먹는다. 내장 활동을 돕는 향신료가 수십 종류 들어 있는 카레가루는

위장약과 다름없다. 속재료에는 위 점막을 보호하는 호박과 소화를 돕는 무를 듬뿍 넣는다.

나는 체력을 강화하기 위해 돼지고기를 넣는데, 좋아하지 않는 사람은 고기를 빼도 된다.

완성된 카레는 밥보다 소화가 잘되는 우동에 얹어 먹는 게 좋다.

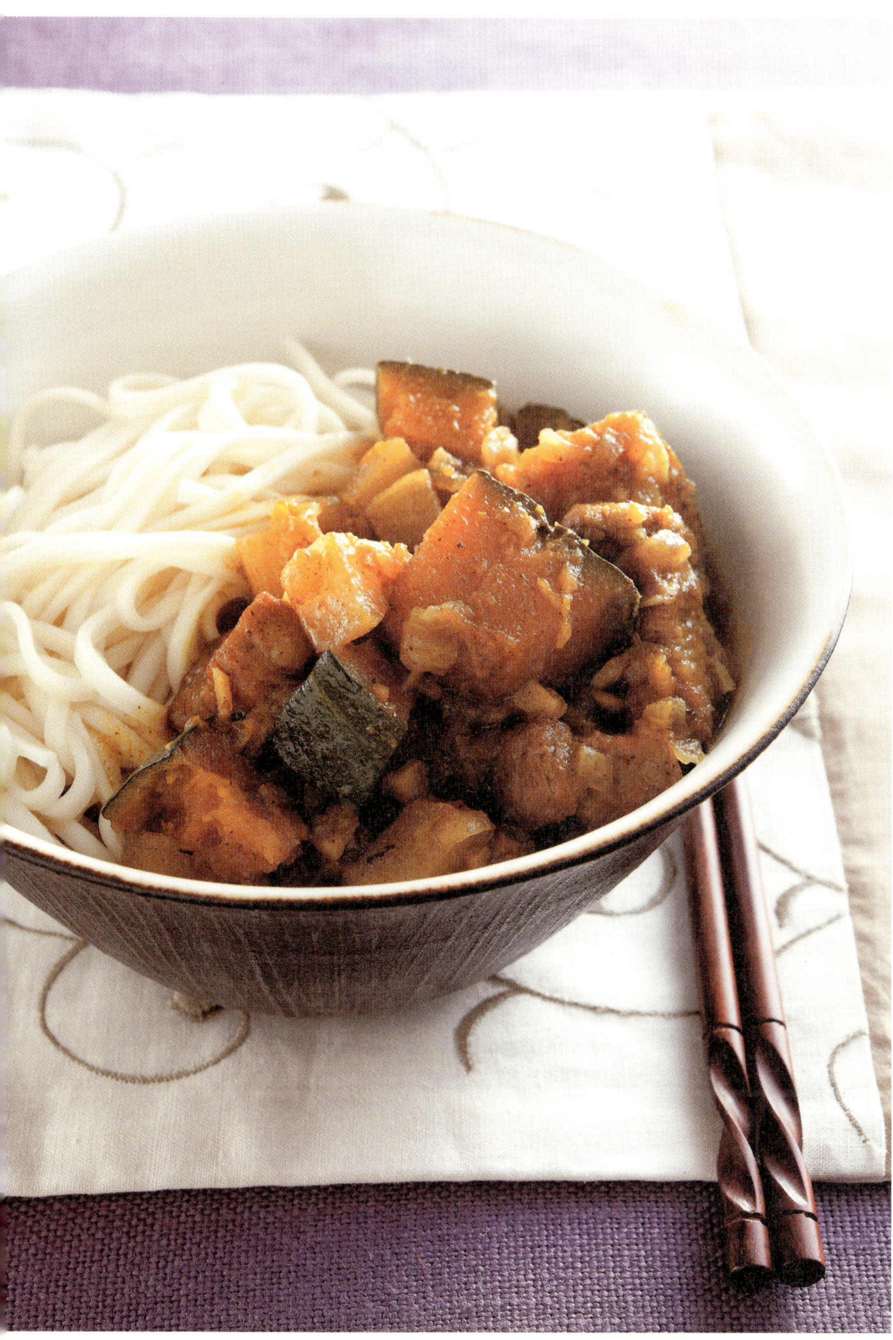

호박과 무의
약선 생강 카레면

재료(2인분)

돼지고기(삼겹살 덩어리)	150g
호박	150g
무	100g
다진 양파	2/3개
다진 생강	2큰술
다진 마늘	1큰술
카레가루	1과 1/2큰술
치킨스톡(과립)	1과 1/2큰술
망고잼 또는 마멀레이드	2작은술
사오싱주 또는 술	조금
소금, 후추	적당량
샐러드유	2큰술
삶은 우동	2팩

1 호박은 씨와 속을 파내고 1.5~2cm 크기로 네모지게 썬다. 무는 껍질을 벗겨 1cm 크기로 네모지게 썬다. 돼지고기는 3×1.5cm 정도로 썰어 소금과 후추를 조금씩 뿌리고 사오싱주를 발라둔다.

2 냄비에 기름 1큰술, 양파, 생강, 마늘을 넣고 약불로 20분 정도 볶은 후 카레가루를 넣고 재빨리 볶아준다.

3 프라이팬에 기름 1큰술을 넣고 중불로 가열하여 돼지고기와 무를 넣고 잘 굽는다. 2에 넣어 모든 재료를 재빨리 볶고 호박을 넣어 2분 정도 잘 볶아준다.

4 물 400㎖, 치킨스톡, 잼을 넣어 뚜껑을 덮고 약 10분, 뚜껑을 열고 10분 정도 익힌다. 소금, 후추를 조금씩 넣어 간을 맞춘다.

5 우동을 삶아 찬물에 헹궈 물기를 뺀다. 그릇에 담아 카레를 올린다(1인분 774kcal).

증상별 약선 요리·6
면역력이 떨어졌을 때

왠지 자주 피로를 느끼고, 목이 조금 아프고, 피부가 거칠어지고…… 등의 증상이 계속된다면
면역력이 떨어졌다고 생각하면 된다. 면역력을 높이려면 몸을 움직이는 에너지원인 단백질을 충분히 섭취해서
저항력을 키울 필요가 있다. 또한 몸이 차면 면역력이 떨어지고 여러 가지 병을 일으키는 원인이 되기 때문에
생강을 듬뿍 사용하여 몸을 따뜻하게 해주는 것이 중요하다. 닭고기와 튀긴 두부로 단백질을 섭취하고,
음식의 간은 잘 맞추고 밥도 충분히 먹어야 한다.

닭고기와 튀긴 두부 생강 된장 볶음

재료(2인분)

재료	분량
닭다리살	1팩
밑간 — 사오싱주 또는 술	1작은술
간장	1/3작은술
참기름	1/3작은술
후추	조금
녹말가루	1/2큰술
튀긴 두부(아츠아게)	80g
파	1/2개
말린 표고버섯	4개
얇게 썬 생강	1조각 분량
전체양념 — 된장	1/2큰술
춘장	1작은술
사오싱주 또는 술	2큰술
간장	1큰술
흑설탕(분말)	1큰술(크게)
치킨스톡(과립)	1작은술
사오싱주 또는 술	1큰술
참기름	1작은술
샐러드유	2큰술
구기자 열매	1큰술
잣	1큰술
채 친 파	조금

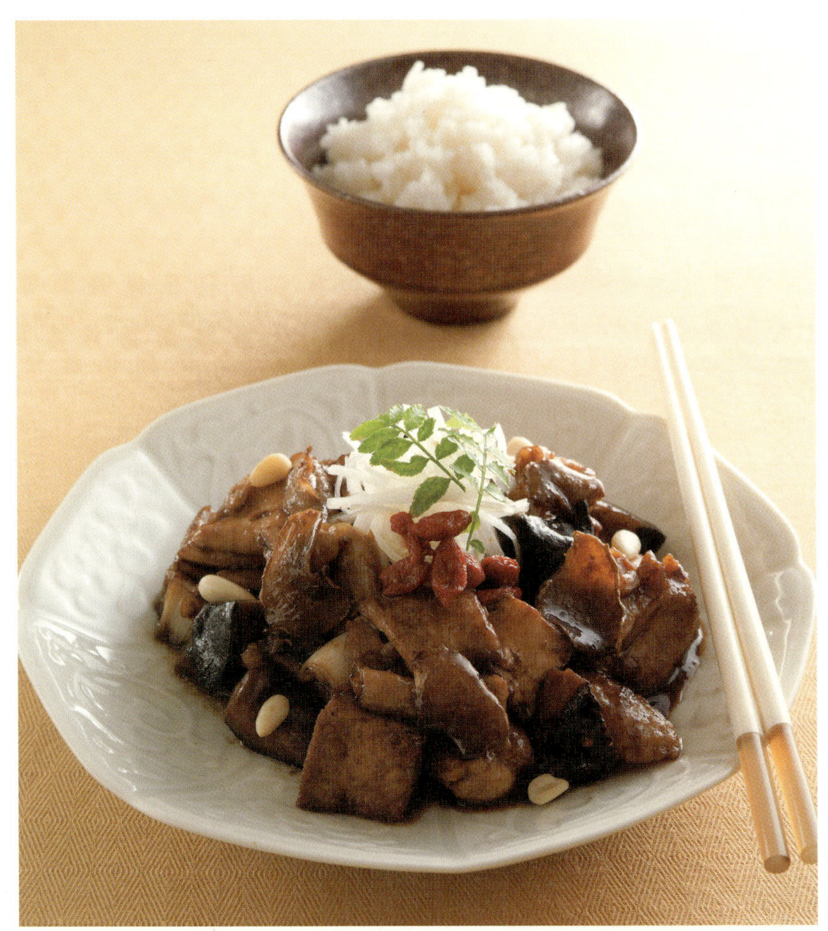

1 말린 표고는 물에 15분 정도 불려 1.5cm 크기로 자른다. 닭고기는 기름을 제거하고 1.5cm 크기로 잘라 밑간을 해둔다. 두부(아츠아게)는 1.5cm 크기로 자르고, 파는 1cm 폭으로 자른다. 전체 양념을 골고루 섞는다. 구기자 열매는 5분 정도 물에 불린다.

2 프라이팬에 샐러드유 1큰술을 넣고 중불로 가열하여 닭고기와 표고버섯을 재빨리 볶는다. 사오싱주를 넣고 국물이 없어질 때까지 볶은 후 꺼낸다.

3 프라이팬을 재빨리 닦아내고 샐러드유 1큰술을 넣고 중불로 가열하여 생강과 파를 향이 날 때까지 볶는다. 전체 양념과 두부와 **2**를 넣고 골고루 섞은 다음 참기름을 뿌린다.

4 그릇에 담아 잣을 뿌리고 채를 친 파(흰 부분만 채 친 것)와 구기자 열매를 올리고, 산초나무 순이 있으면 함께 장식한다(1인분 548kcal).

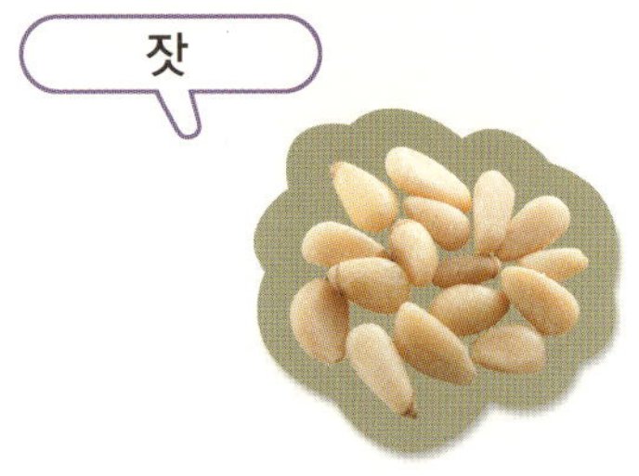

잣

소나뭇과의 일종인 잣나무의 열매로 솔방울처럼 생긴 구과에 들어 있다. 우유처럼 고소한 특유의 풍미와 감칠맛이 난다.

몸이 잘 부을 때

일반적으로 부종은 체내에 쌓인 수분이 원활하게 배출되지 못해 일어난다고 알려져 있다. 인체의 약 60퍼센트가 수분으로,
보통 음식물이나 음료로 섭취한 수분은 온몸에 영양분을 운반하는 대사 과정에서 이용되고 나머지는 땀이나 눈물, 소변으로 배출된다.
이런 대사나 배출이 잘 이루어지지 않으면 몸이 붓게 되는 것이다. 또한 여성은 생리 전에 호르몬의 영향으로
에너지를 비축해두려고 하기 때문에 수분대사가 나빠져 부종이 생기는 경우도 있다. 또한 냉증 때문에 혈액 순환이 원활하지 않아
몸이 붓는 경우도 있다. 이럴 때는 수분 배출을 촉진하는 팥과 율무, 몸을 따뜻하게 하는 생강을 이용한 디저트를 추천한다.

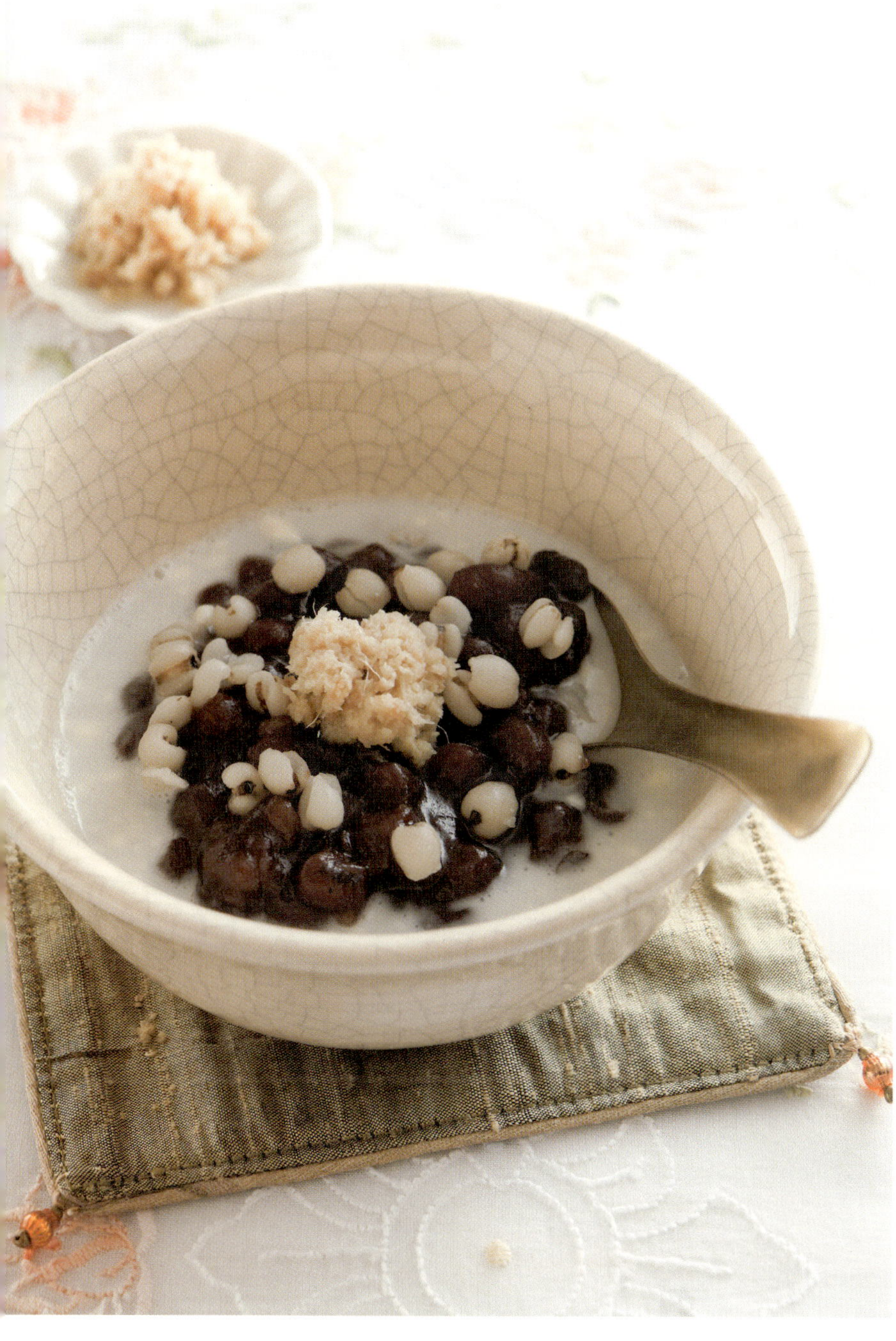

팥과 율무를 넣은 생강 코코넛밀크

재료(2인분)

단팥(시판용)	4큰술
율무(건조)	4큰술
코코넛밀크	7큰술
생크림	1큰술
생강 간 것	적당량

1 율무는 잠길 정도의 물에 하룻밤 담가두었다가 부드러워질 때까지 20분 정도 삶은 후 물기를 뺀다.

2 그릇에 단팥을 담고 코코넛밀크와 생크림을 섞은 후 붓는다. 율무를 넣고 생강 간 것을 올린다(1인분 272kcal).

율무

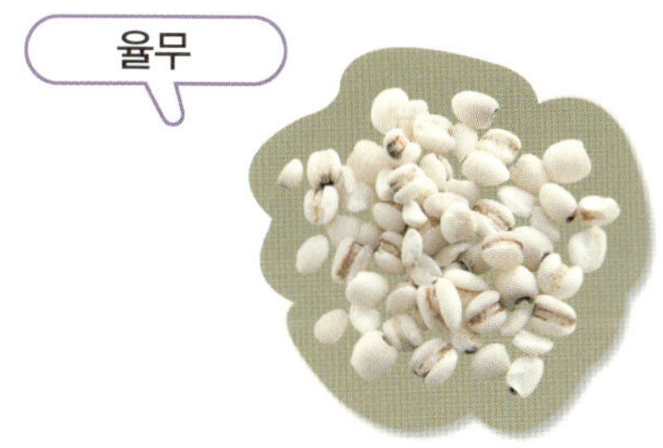

볏과에 속하는 한해살이풀이다. 고들고들한 식감으로 그윽한 단맛이 난다. 씨는 식용이나 약용으로 쓰이는데 건위, 이뇨, 진통 등에 사용하며 차로 끓여 마시기도 하고 한방약에도 쓰이는 몸에 좋은 식재료다.

생강을 이용한 한방

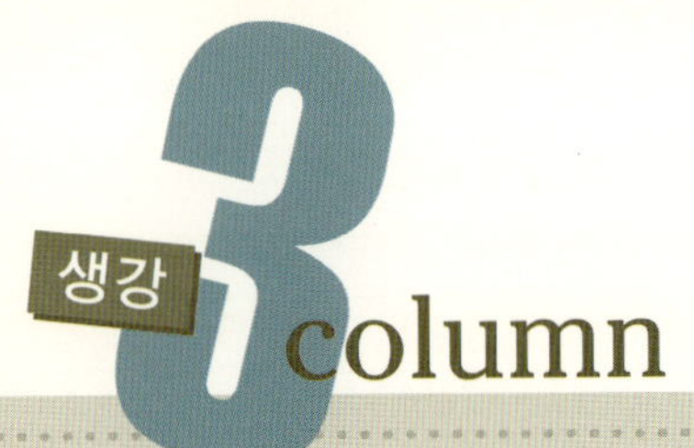

양생법 1

생강+참기름으로

냉증을 없애는 마사지 오일

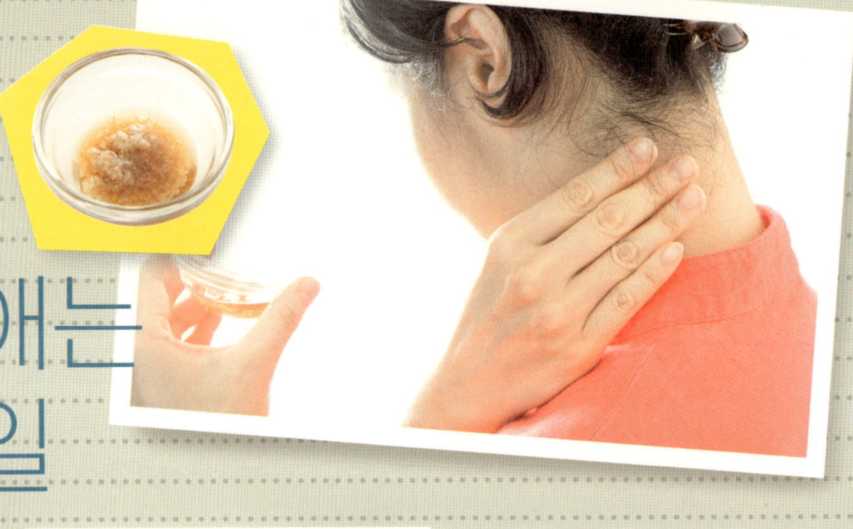

생강 간 것, 참기름을 적당량씩 섞어서 냉증 예방과 완화 작용을 하는 마사지 오일로 사용한다. 참기름의 보습 효과로 생강의 보온 성분이 침투하기 쉬워 얼굴에 바르면 서서히 따뜻해지는 것을 느낄 수 있다. 특히 목 뒤가 차가워지면 감기 바이러스가 침투하기 쉬우므로 아침이나 밤에 냉한 부위부터 바르면 좋다.

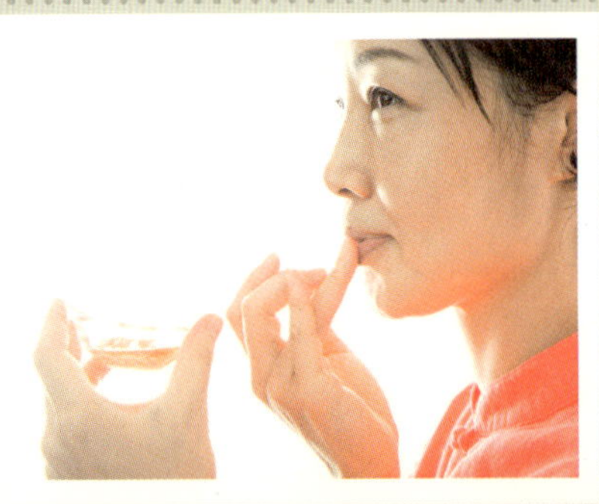

+벌꿀은 립크림으로

생강+참기름으로 만든 마사지 오일에 보습 효과가 있는 꿀을 조금 넣어주면 천연 립크림으로 사용할 수 있다. 모두 먹는 식품이기 때문에 입안으로 들어가도 괜찮다. 생강과 꿀에는 살균 작용도 있어 세균이나 바이러스가 침투하기 쉬운 입술에 바르면 좋다.

양생법 2

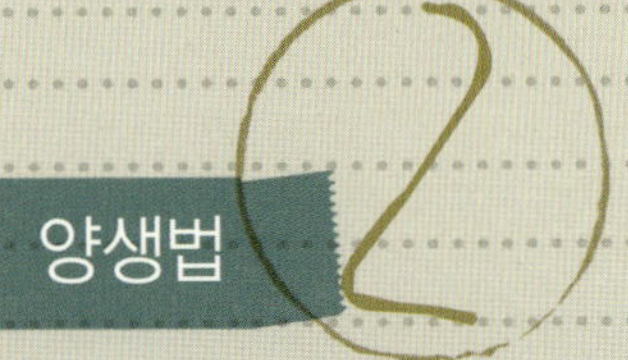

생강+사오싱주로

가벼운 염좌를 케어

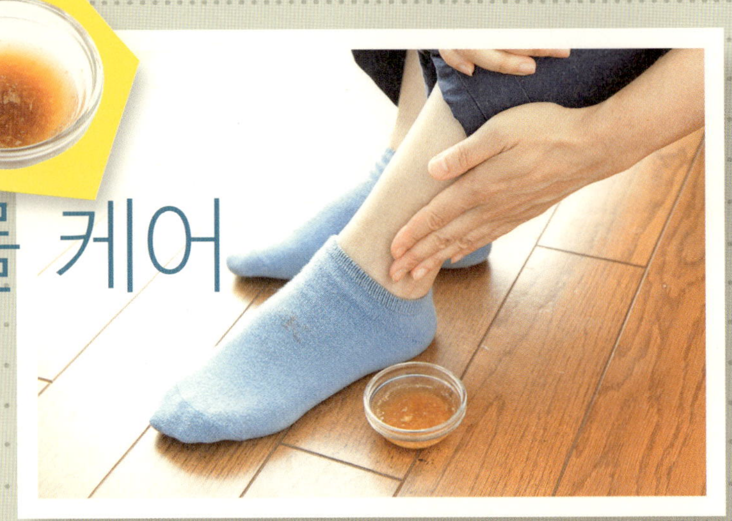

어린 시절부터 생강 간 것과 사오싱추를 적당량 섞은 것을 찜질팩 대신 사용했으며, 염좌 등의 환부에 바르곤 했다. 생강은 물론 사오싱주에도 보온 효과가 있어 적당한 온도를 유지할 수 있으며 기분 좋게 치료할 수 있다. 다만 환부가 변색되거나 부기가 심한 염좌에는 사용하지 말고 병원에 가는 것이 좋다.

양생법

양생법 ③ 생강＋미온수로 수욕과 족욕

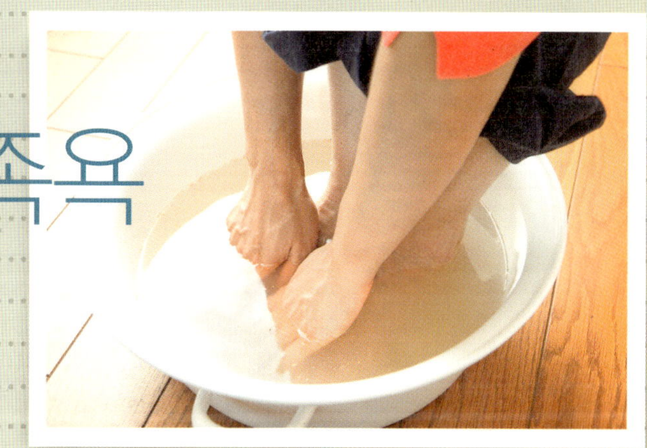

내가 태어난 베이징의 겨울은 추위가 뼛속까지 스며들 정도다. 그래서 장갑이나 양말로 손과 발을 잘 보호한다고 해도 집에 돌아오면 수족 냉증이 생기곤 한다. 그럴 때는 저민 생강과 생강 간 것을 듬뿍 넣은 40℃ 정도의 미온수에 손과 발을 담가 따뜻하게 해준다. 물로만 하는 것보다 생강을 넣는 편이 뜨끈뜨끈해지는 느낌이 오래 지속된다.

양생법 ④ 생강 껍질로 입욕제

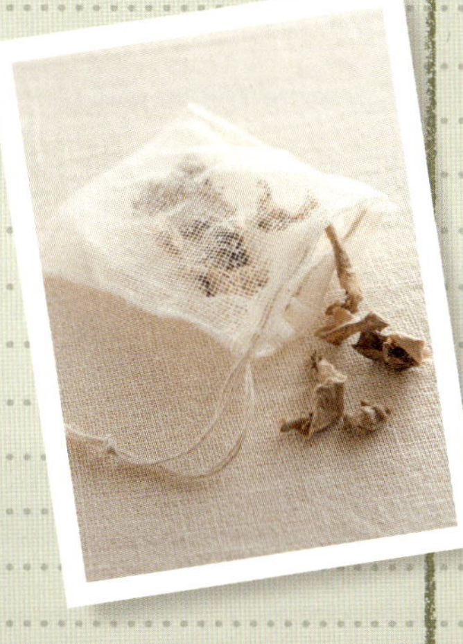

거무스름해지거나 시들어서 요리에 사용할 수 없게 된 생강 껍질은 입욕제로 이용하면 좋다. 냉장고에서 어느 정도 모일 때까지 보관해두었다가 날씨가 좋을 때 일주일 정도 건조시킨다. 건조시킨 생강을 한움큼 덜어 마 주머니나 차, 국물용 팩에 넣어 욕조에 넣으면 몸을 따뜻하게 하는 입욕제가 된다. 탕 속의 오염물을 빨아들이기 때문에 한 번 사용한 것은 버리도록 한다.

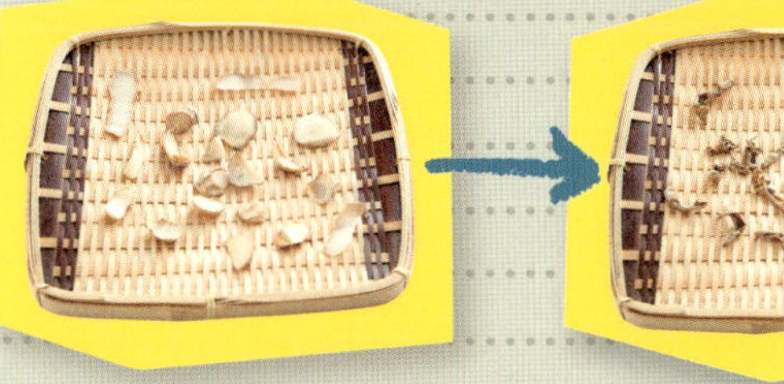

양생법 ⑤ 생강차로 피로해진 눈을 케어

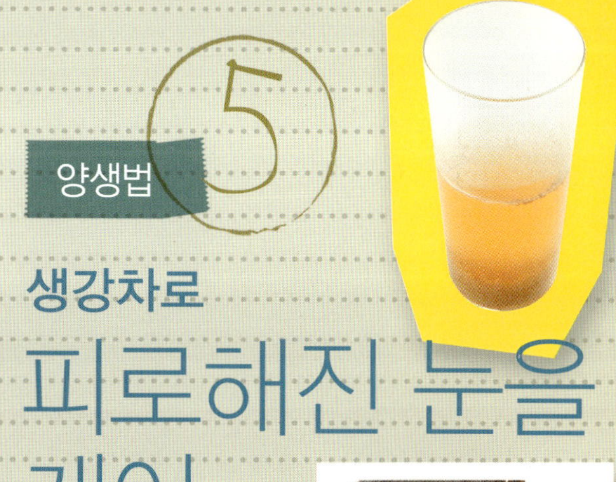

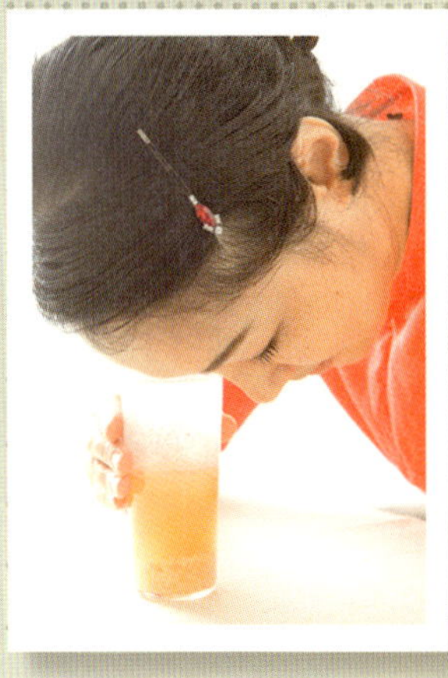

눈이 따끔거리나 눈 속이 아프고, 눈꺼풀 사이에 좁쌀 같은 부스럼이 생겼을 때에는 생강과 중국 차의 보온 효과와 살균 효과를 이용한 양생법을 추천한다. 내열 컵에 생강 간 것과 우롱차, 재스민차, 국화차 등의 따뜻한 차를 넣고, 증기를 눈에 쏘인다. 이렇게 하면 눈 주변의 혈액 순환이 좋아지고, 이물감이나 통증이 완화되고 부스럼 등을 살균해준다. 생강의 매운맛 성분은 자극이 강하기 때문에 반드시 눈을 감고 실시해야 한다.

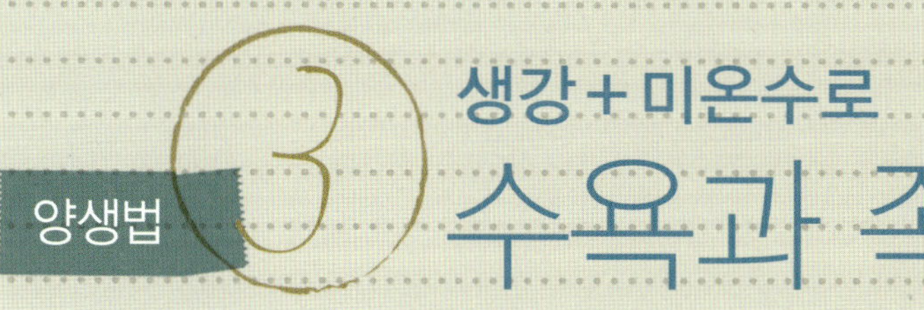

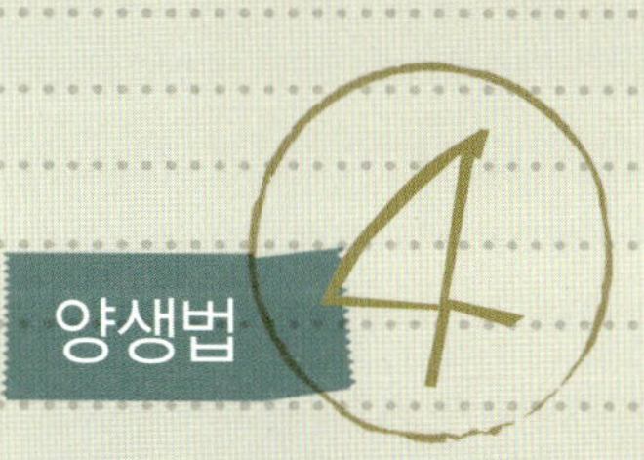

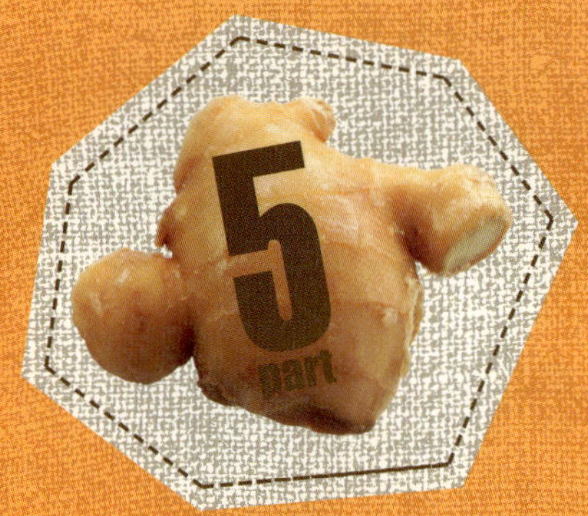

칼칼함과 달콤함의
조화가 딱 좋다!

먹으면
약이 되는 생강을
맛있게
먹는다

생강으로
만든
웰빙 간식

생강의 칼칼함이 순한 맛에서부터,
길들여지듯 익숙한 맛까지
여러 가지 생강 풍미가 나는 간식을 모았다.
모처럼 몸에 좋은 생강으로 만든 것이기에
칼로리 조절에도 특히 신경을 쓰고 있다.

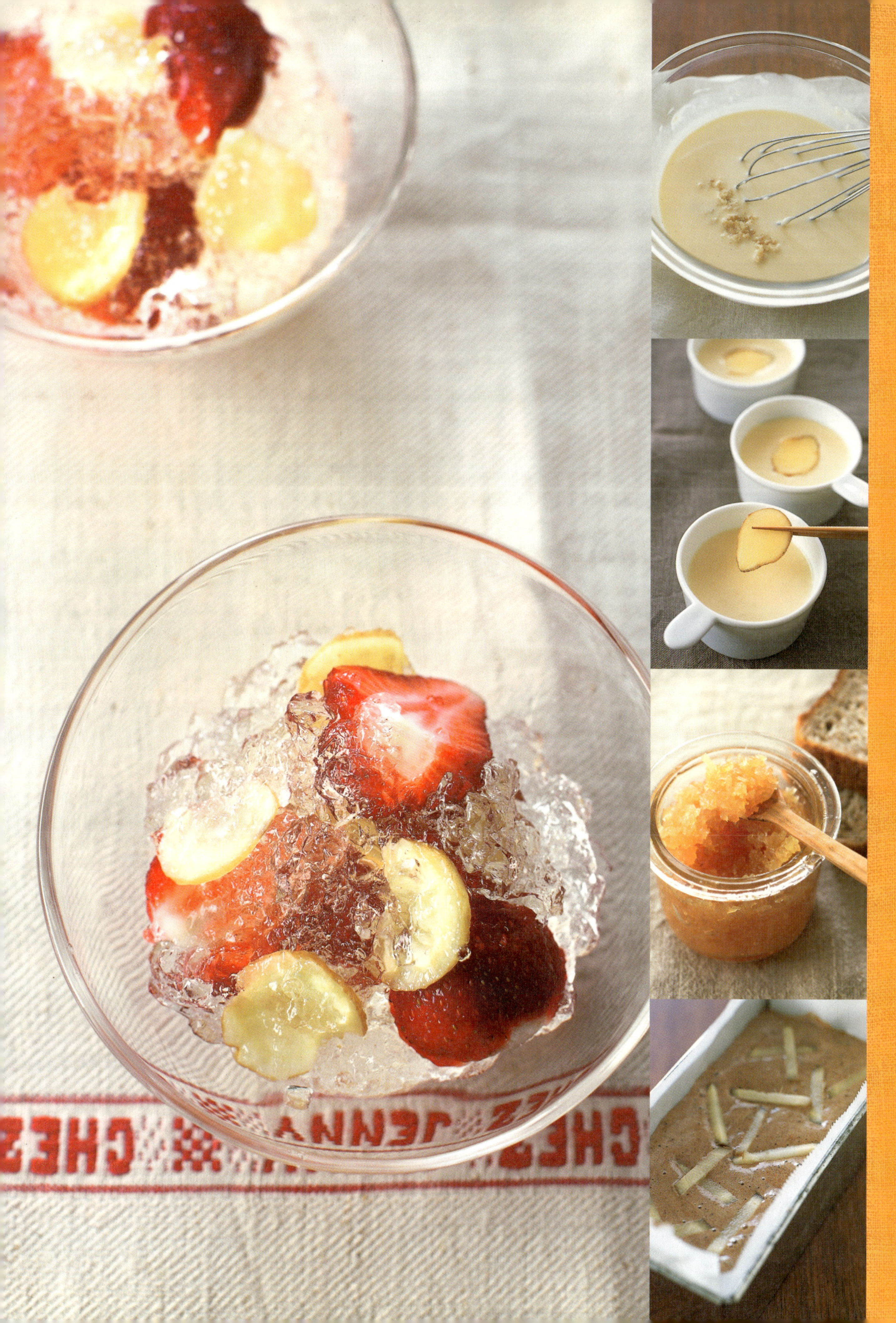

생강 두부 팬케이크

재료(직경 약 10cm 8개 분량)

박력분	130g	버터(무염)	30g
베이킹파우더	2작은술	무조정 두유	200㎖
달걀	2개	생강 간 것	1과 1/2큰술
설탕	30g	얇게 썬 생강, 꿀	적당량
소금	조금		

1 볼에 달걀을 넣어 거품기로 휘저은 다음 설탕과 소금을 넣고 잘 섞는다. 생강 간 것을 넣어 잘 섞고 두유를 붓는다.

2 박력분과 베이킹파우더를 합쳐서 털어 넣고 재빨리 섞어준다. 버터를 내열 용기에 넣고 전자레인지에서 20초 정도 가열하여 녹인 다음 볼에서 잘 섞는다.

3 프라이팬을 약한 중불로 조절하여 얇게 썬 생강 1~2개를 올리고 작은 국자에 생지(반죽)를 다 채우지 않은 정도의 양을 올려놓는다(아래 사진). 표면에 기포가 생기면 뒤집어서 양면이 옅은 갈색이 되도록 굽는다.

4 그릇에 담아 꿀을 올린다(2개 분량 + 꿀 1/2큰술에 303kcal).

※ 남은 팬케이크는 랩으로 잘 포장하여 냉동해두면 약 2주간 보존 가능하다. 먹을 때는 자연해동하거나 전자레인지로 데우면 된다.

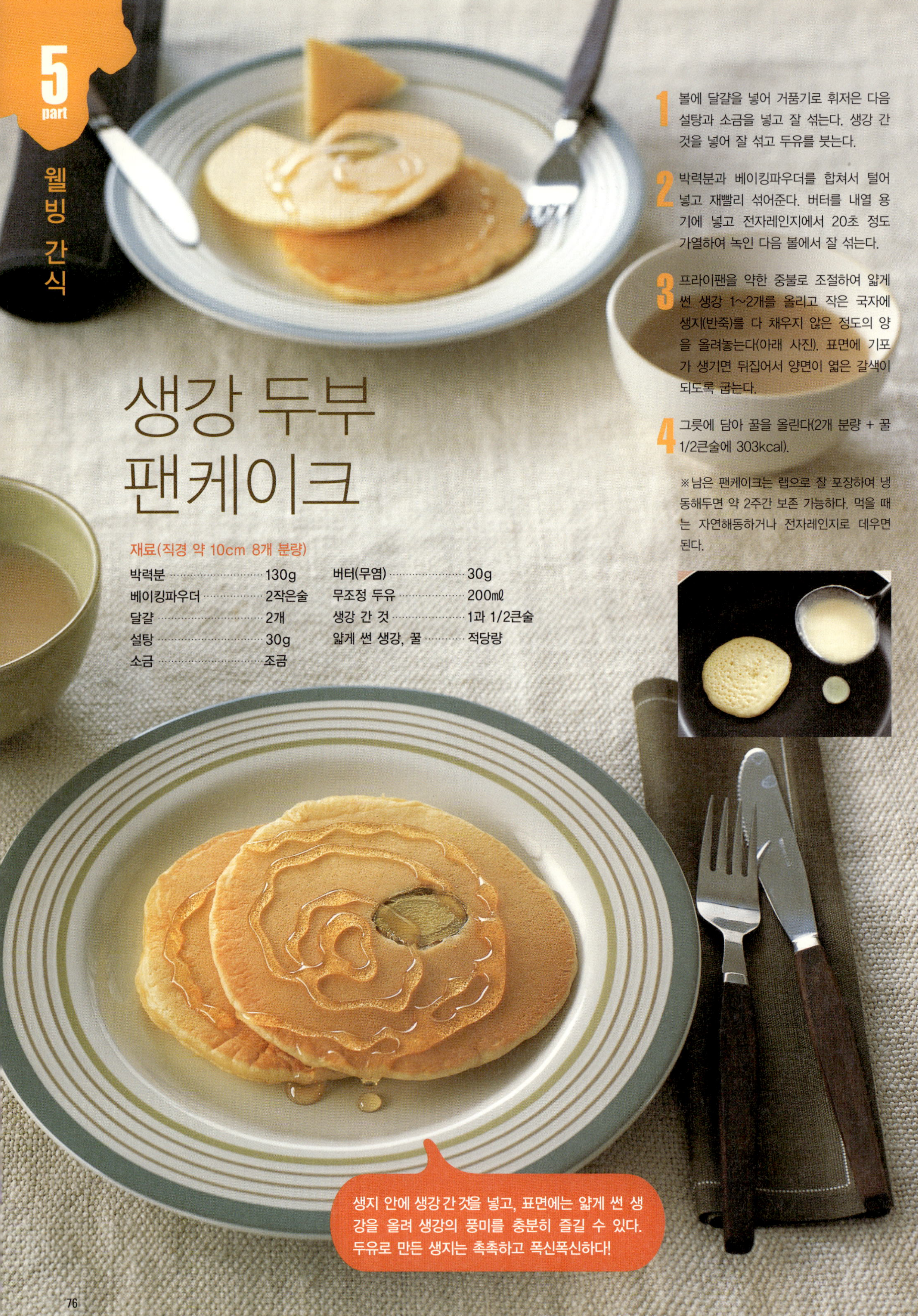

생강이 코코아 생지에 잘 스며들어 깊은 맛이 나는 파운드케이크. 겉은 폭신폭신하고 속은 촉촉한 고급스러운 맛을 즐길 수 있다.

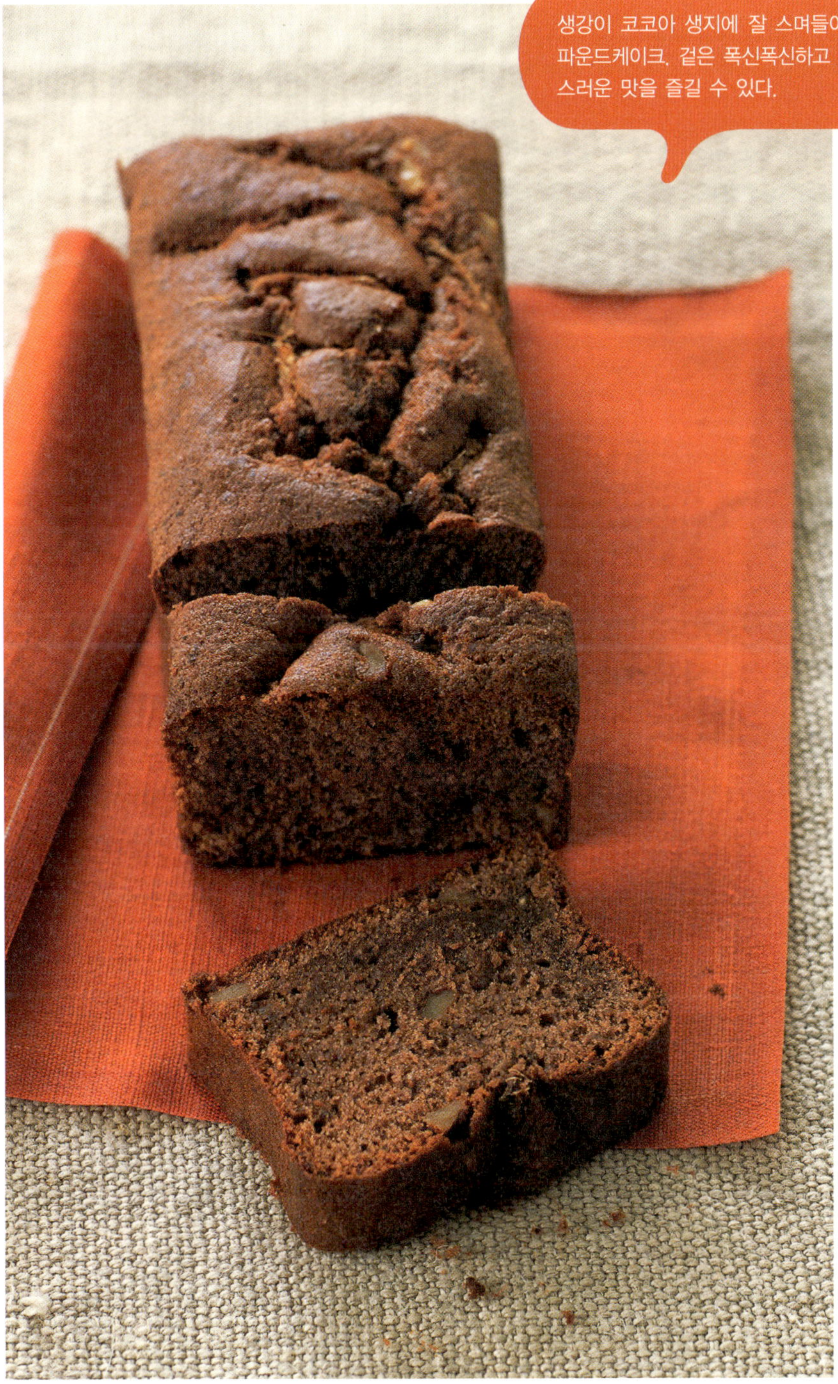

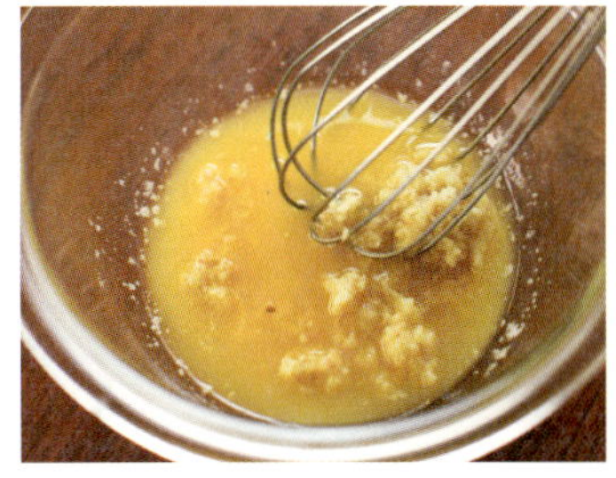

진저 코코아케이크

재료(세로 17cm, 가로 7cm, 높이 6cm의 파운드 틀 1개 분량)

박력분	70g	버터(무염)	80g
플레인 코코아 파우더	10g	껍질 깐 호두	30g
달걀	2개	생강 간 것	30g
설탕	80g	다진 생강	1~2조각 분량

1 오븐은 180°C로 예열해둔다. 박력분과 코코아는 합쳐서 잘 섞는다. 버터는 큰 내열 용기에 넣고 약 60°C의 물을 담은 냄비에 중탕하여 섞어주면서 녹인다. 호두는 대충 잘게 잘라둔다.

2 볼에서 달걀을 거품기로 풀어주고 설탕을 넣는다. 약 60°C의 물을 담은 냄비에 중탕하여 거품을 더 내고 사람 체온 정도로 따뜻해지면 물에서 꺼낸다. 그런 다음 하얗게 될 때까지 거품을 낸다(떨어뜨렸을 때 생지의 흔적이 정확히 남는 정도가 될 때까지).

3 별도의 볼에 버터와 생강 간 것을 넣고 거품기로 섞어(아래 사진), 2를 두 번 정도 떠 넣으면서 섞는다.

4 2에 박력분과 코코아의 1/2 분량을 털어 넣어 고무주걱으로 단숨에 섞고 나머지 3을 뿌리듯 넣어 잘 섞는다.

5 남은 박력분과 코코아를 털어 넣고 호두를 넣어 쓱쓱 섞는다. 틀에 부어주고 다진 생강을 뿌린다. 180°C 오븐에서 젓가락으로 찔러서 생지가 묻어 나오지 않을 때까지 30~40분 정도 굽는다(1/8조각에 196kcal).

※ 남으면 랩으로 포장하여 냉장해두면 3~4일은 보존 가능하다. 먹을 때는 자연 해동한다.

생강 풍미의 치즈케이크

재료(직경 6.5×높이 3cm의 내열 용기 4개 분량)

크림치즈	150g
생크림	50㎖
플레인 요구르트	50㎖
설탕	50g
달걀 풀어놓은 것	2개 분량
레몬즙	1/2큰술
레몬 껍질 (가능하면 국산으로)	1/2개 분량
박력분	15g
생강 간 것	35g
얇게 썬 생강	4개

1 크림치즈는 실온에 꺼내둔다. 오븐은 180°C로 예열해둔다. 내열 용기에 버터(분량 외)를 얇게 바른다.

2 볼에 크림치즈를 넣고 거품기로 부드럽게 짓이긴 다음 설탕을 넣고 저어가며 섞는다. 풀어놓은 달걀을 조금씩 넣으며 섞어주고 생크림, 요구르트 순으로 넣고 그때마다 잘 섞는다.

3 레몬즙과 레몬 껍질, 생강 간 것을 넣고(오른쪽 사진), 박력분을 채에 친 다음 넣고 고무주걱으로 잘 섞는다.

4 내열 용기에 부어 얇게 썬 생강을 올린 다음 180°C 오븐에서 20~30분 굽는다(1개 299kcal).

코코아로 손쉽게 만들 수 있는 굽는 타입의 치즈케이크. 생강의 칼칼함이 농후한 크림치즈와 잘 어울려 맛이 담백하다.

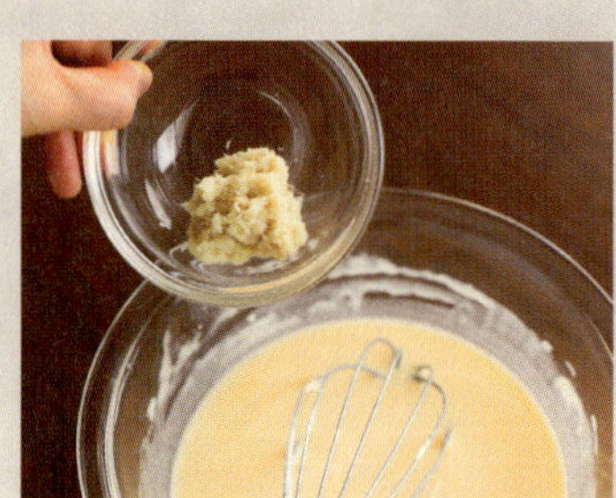

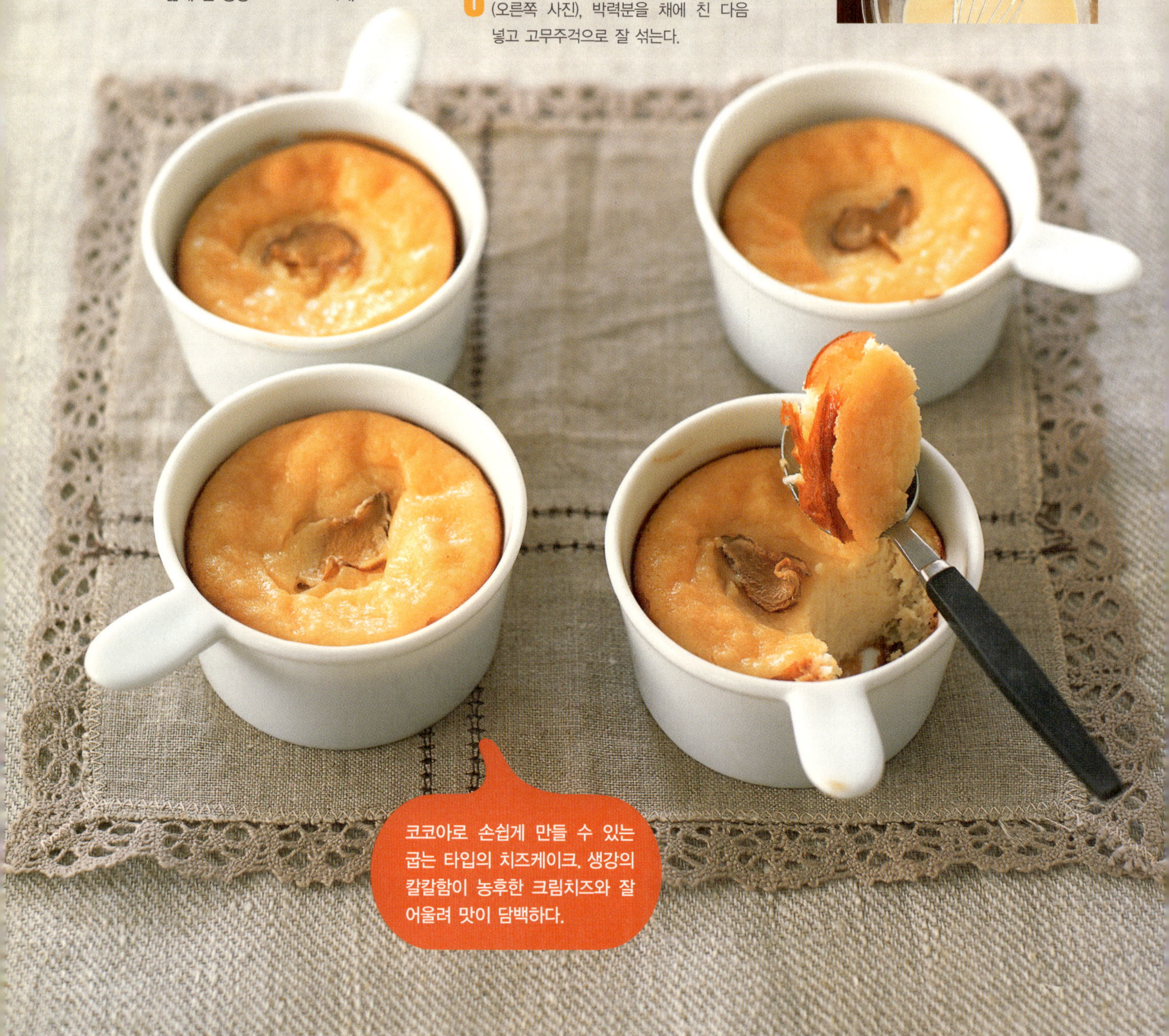

생강 사과파이

재료(4인분)

냉동 파이시트
(사방 20cm) ······ 1개
사과(작은 것) ······ 1개
얇게 썬 생강 ······ 2조각 분량
건포도 ······ 20g
설탕 ······ 20g
레몬즙 ······ 1작은술
버터 ······ 10g
달걀 풀어놓은 것 ······ 적당량

1 파이시트는 실온에 꺼내어 부드럽게 한다. 오븐은 180°C로 예열해둔다.

2 사과는 껍질을 잘 벗겨 1cm 크기로 네모나게 자른다. 프라이팬에 버터를 넣고 중불로 가열한 후 생강을 넣고 향이 날 때까지 볶다가 사과와 건포도를 넣고 재빨리 볶는다(아래 사진). 설탕을 넣고 부드러워지면 레몬즙을 넣는다. 물기가 거의 없어지면 소쿠리에 담아둔다.

3 오븐팬에 오븐용 시트를 깔고 파이시트를 올린 후 솔에 달걀을 묻혀 가장자리 부근을 1.5cm 정도 바른다. 달걀을 바른 부분을 피해 가운데를 중심으로 1/3 지점에 2를 올려 위아래로 파이시트를 잘 말아준다. 가장자리를 단단히 눌러주고 뒷면 가장자리도 잘 눌러준다.

4 표면에도 솔로 달걀을 바르고 180°C 오븐에서 40~45분 굽는다(1인분 157kcal).

새콤달콤한 사과와 건포도에 생강을 듬뿍 넣은 속재료를 파이시트로 감싸 노릇노릇하게 구워낸다. 즙이 흘러나오기 쉬우므로 따끈따끈할 때 먹는다.

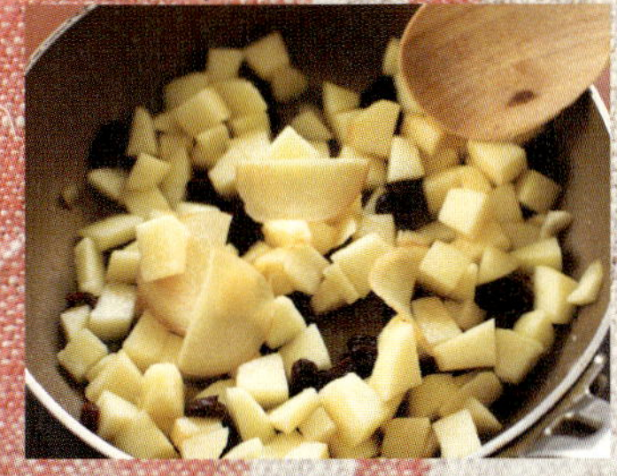

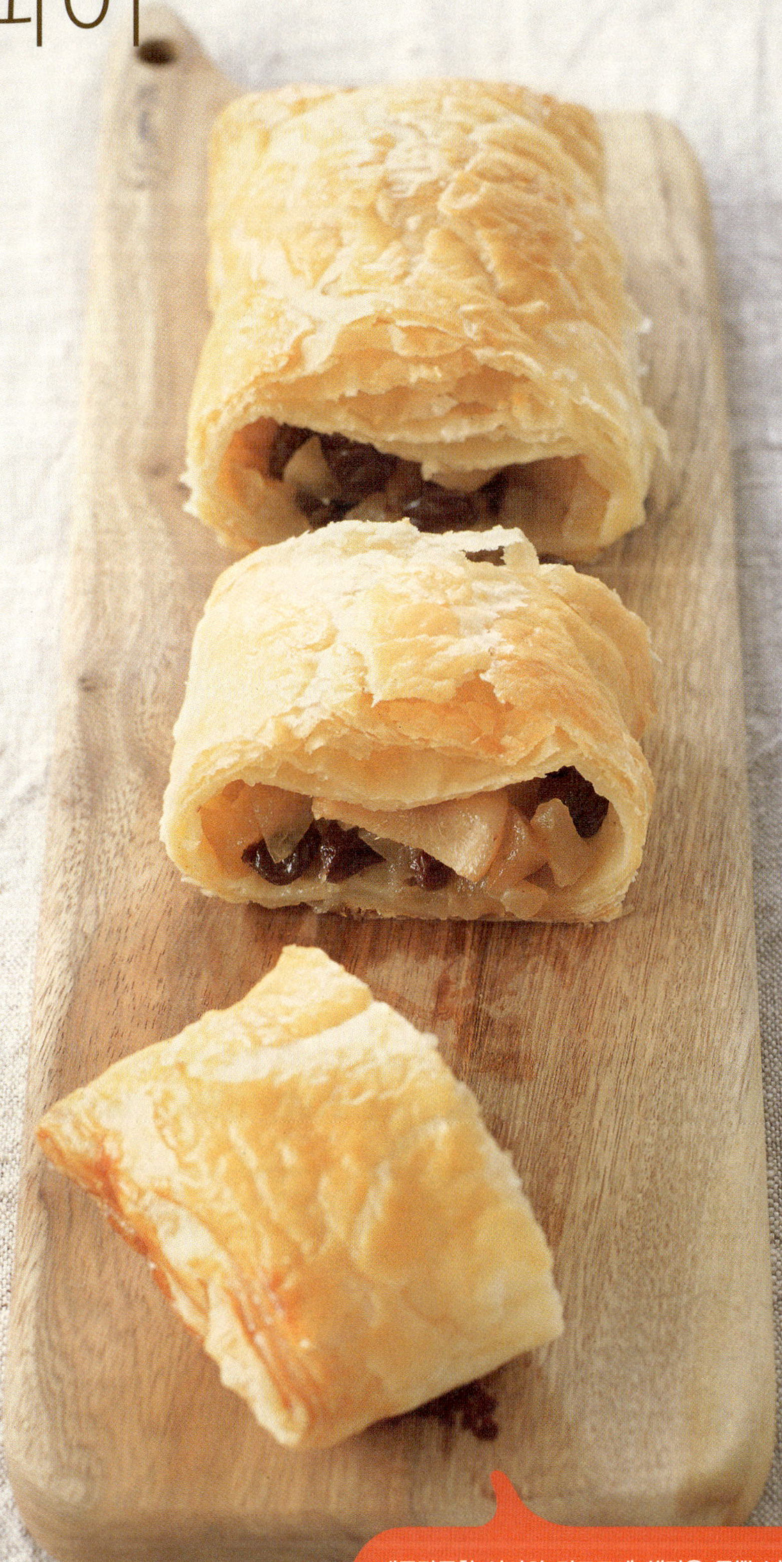

진저 딸기젤리

재료(2인분)

딸기	10개
얇게 썬 생강	8~10개
화이트와인	150㎖
설탕	40g
젤라틴 가루	5g

1 젤라틴은 물 2큰술에 불려둔다. 딸기는 꼭지를 따고 반으로 자른다.

2 냄비에 생강, 화이트와인과 물 150㎖, 설탕을 넣고 중불에 계속 저어주면서 설탕이 녹을 때까지 가열한다(아래 사진). 불에서 내려 불린 젤라틴을 넣고 섞어주면서 완전히 녹인다.

3 식으면 딸기를 넣고 사각접시에 부어 냉장고에서 2시간 정도 차갑게 하여 굳힌다. 재빨리 부숴 그릇에 담는다(1인분 113kcal).

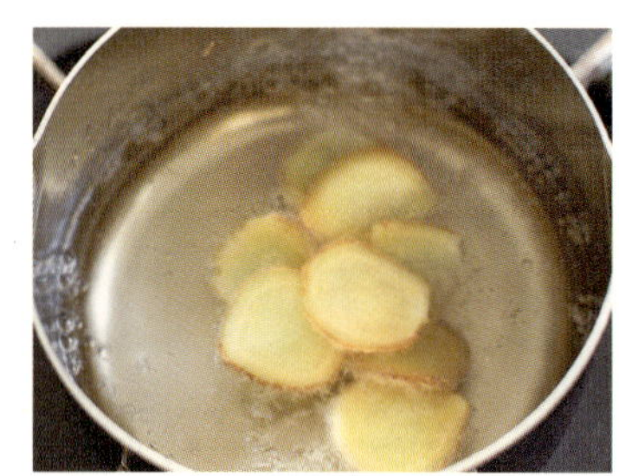

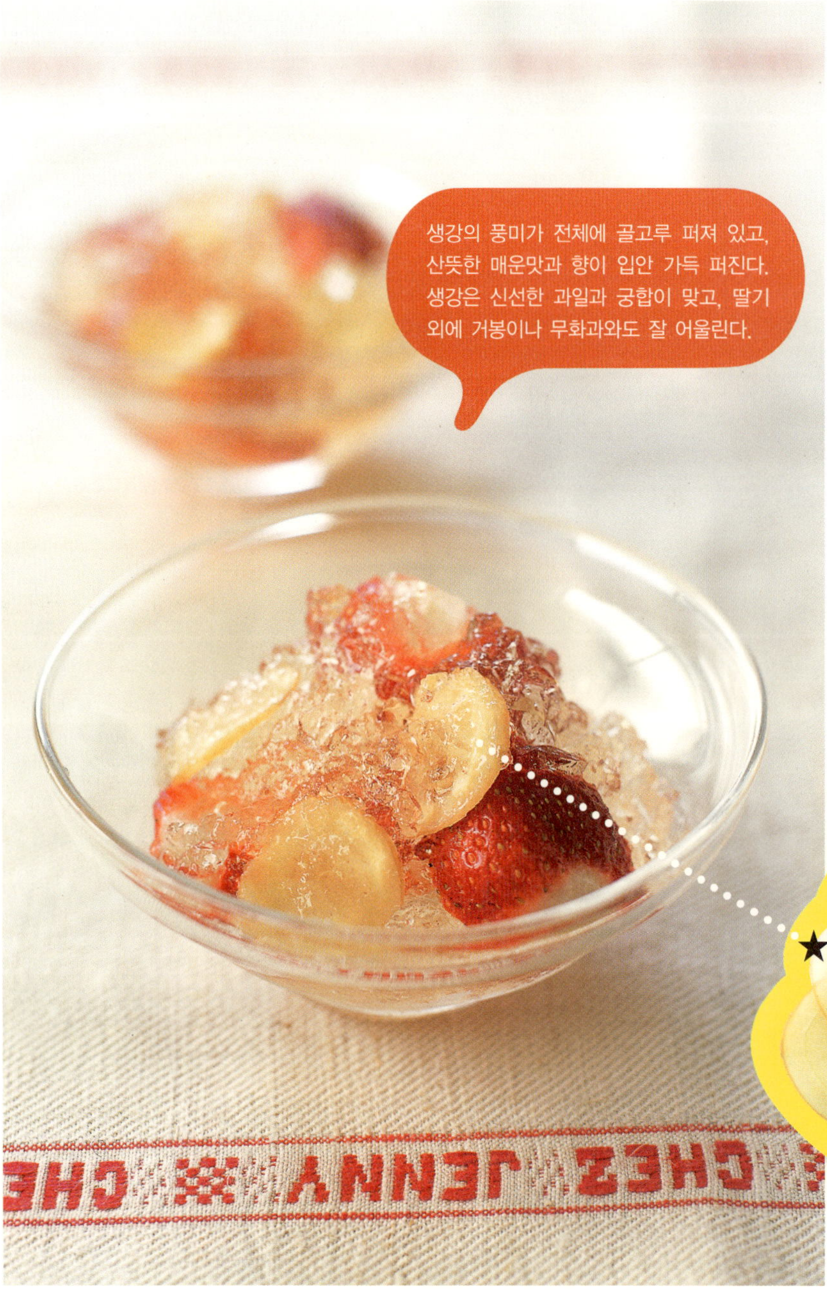

생강의 풍미가 전체에 골고루 퍼져 있고, 산뜻한 매운맛과 향이 입안 가득 퍼진다. 생강은 신선한 과일과 궁합이 맞고, 딸기 외에 거봉이나 무화과와도 잘 어울린다.

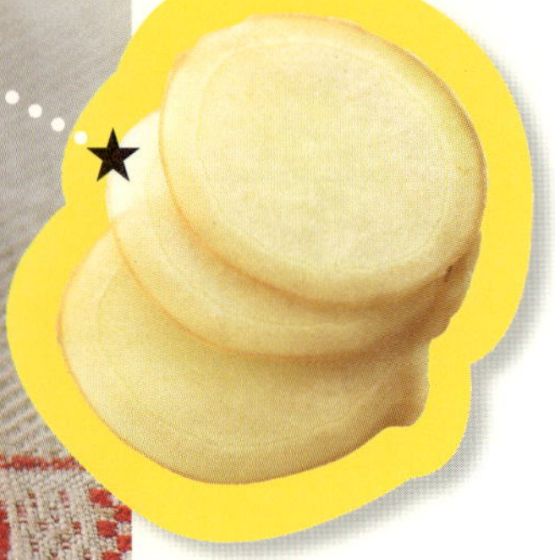

생강의 신선한 칼칼함이 입안에 퍼지는 어른 취향의 푸딩이다. 다 먹었을 때에는 몸이 서서히 따뜻해지는 것을 느낄 수 있다. 보들보들 닿는 촉감이 기분 좋다.

진저 밀크푸딩

재료(용량 150㎖ 컵 4개 분량)

우유	350㎖
설탕	30g
젤라틴 가루	5g
생강즙	1/2큰술
생강 간 것	적당량

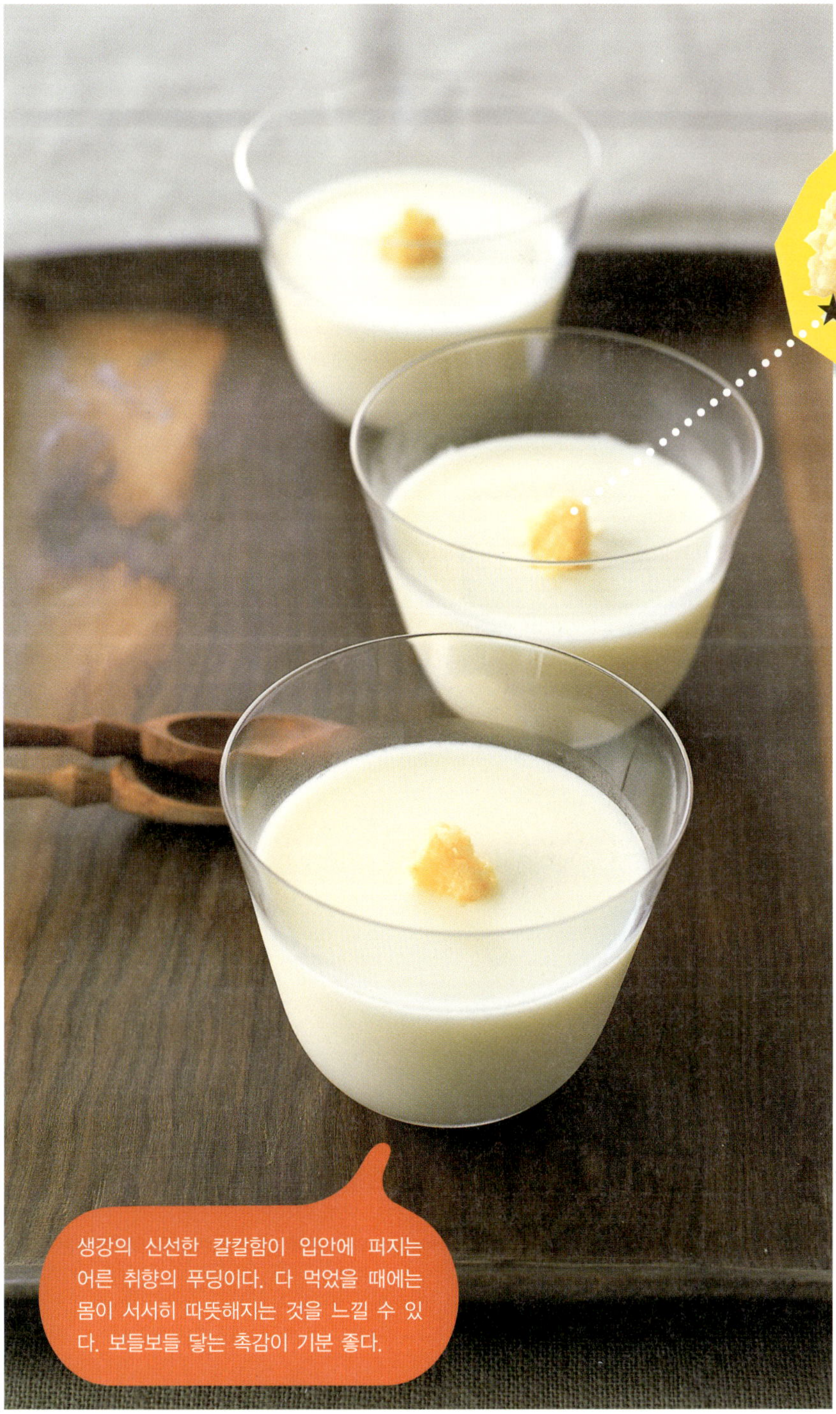

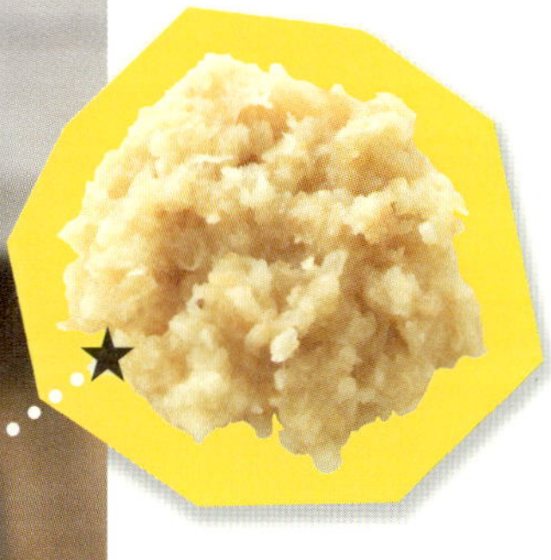

1 젤라틴은 물 2큰술에 넣어 불려둔다.

2 냄비에 우유, 설탕을 넣고 중불에 가열한다. 생강즙을 넣고(아래 사진) 계속 저어주면서 끓어오르기 직전까지 데운다. 불에서 내려 불린 젤라틴을 넣고 섞어 완전히 녹인다.

3 그릇에 살살 부어 냉장고에 2시간 정도 넣고 차갑게 굳힌다. 다 굳었으면 생강 간 것을 올린다(1개 분량 95kcal).

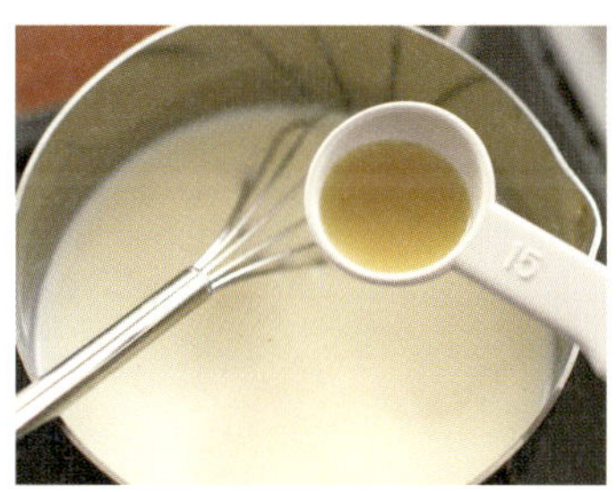

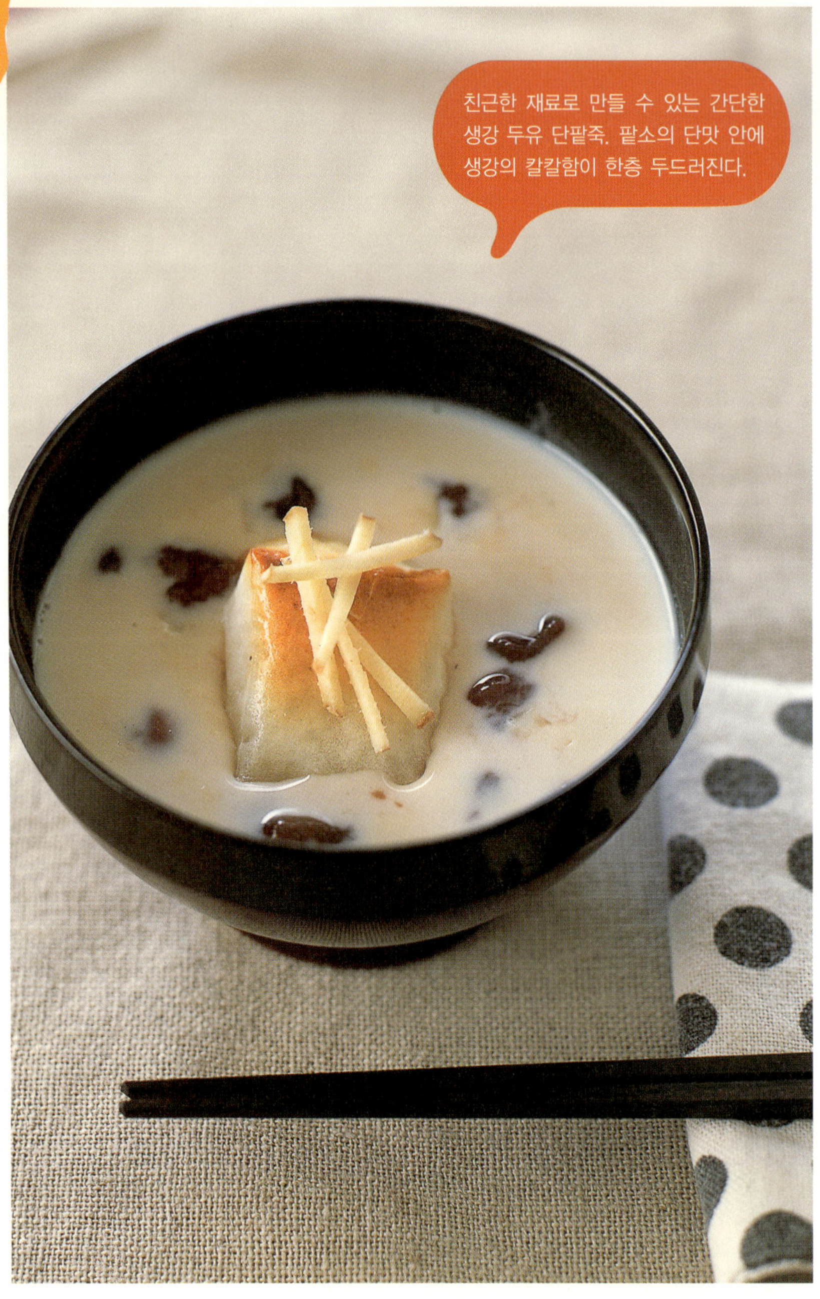

생강 두유 단팥죽

재료(2인분)

떡 2개
단팥(시판용) 100g
무조정 두유 .... 200㎖
소금 .... 조금
생강 간 것 1작은술
채 썬 생강 .... 적당량

1 떡은 1개를 반으로 잘라 노릇노릇하게 굽는다.

2 냄비에 단팥, 두유, 소금, 생강 간 것을 넣고 중불에서 계속 저으면서 끓어오르기 직전까지 데운다.

3 그릇에 **2**를 부은 다음 떡을 넣고 채 썬 생강을 첨가한다(1인분 289kcal).

파인애플 진저잼

재료(약 130㎖ 분량)

파인애플 과육 100g
생강 50g
설탕 40g
꿀 2큰술
레몬즙 1큰술

❶ 생강은 얇게 자른다. 작은 냄비에 담아 물을 넉넉히 붓고 중불에 끓인다. 2분 정도 끓인 후 소쿠리에 담아 물기를 뺀다. 식으면 다져준다.

❷ 파인애플을 대충 다져 내열 용기에 담아 생강, 설탕, 꿀, 레몬즙을 넣고 잘 섞는다.

❸ 전자레인지에서 5분 정도 가열한다. 뜨거우므로 조심해서 꺼낸다. 거품을 스푼으로 걷어내고 잘 섞어 다시 한 번 2~3분 가열한다(1작은술에 13kcal).

토마토 진저잼

재료(약 120㎖ 분량)

토마토(작은 것) .... 1개(120g)
생강 50g
설탕 40g
꿀 2큰술
레몬즙 1큰술

❶ 생강은 아주 얇게 썬다. 작은 냄비에 담아 물을 넉넉히 붓고 중불에 끓인다. 2분 정도 끓여 소쿠리에 담아 물기를 뺀다. 열기가 식으면 다져준다.

❷ 토마토는 꼭지를 떼고 뜨거운 물에 넣는다. 껍질이 터지면 냉수에 헹궈 껍질을 벗긴다. 반으로 잘라 씨를 제거하고 대충 다져준다. 내열 볼에 담아 생강, 설탕, 꿀, 레몬즙을 넣고 잘 섞는다.

❸ 전자레인지에서 5분 정도 가열한다. 뜨거우므로 조심해서 꺼낸다. 거품을 걷어내고 잘 섞은 다음 다시 한 번 6~7분 가열한다(1작은술에 13kcal).

전자레인지로 가열하기 때문에 편리!

3종류의 진저잼

3종류 모두 금방 만들었을 때는 생강의 매운맛이 강하게 남아 있지만 2~3일이 지나면 매운맛이 부드러워진다. 빵이나 팬케이크에 바르거나 요구르트에 섞는 등 다양하게 즐겨보자! 깨끗한 밀폐 용기에 담아두면 냉장고에서 약 3주간 보존할 수 있다.

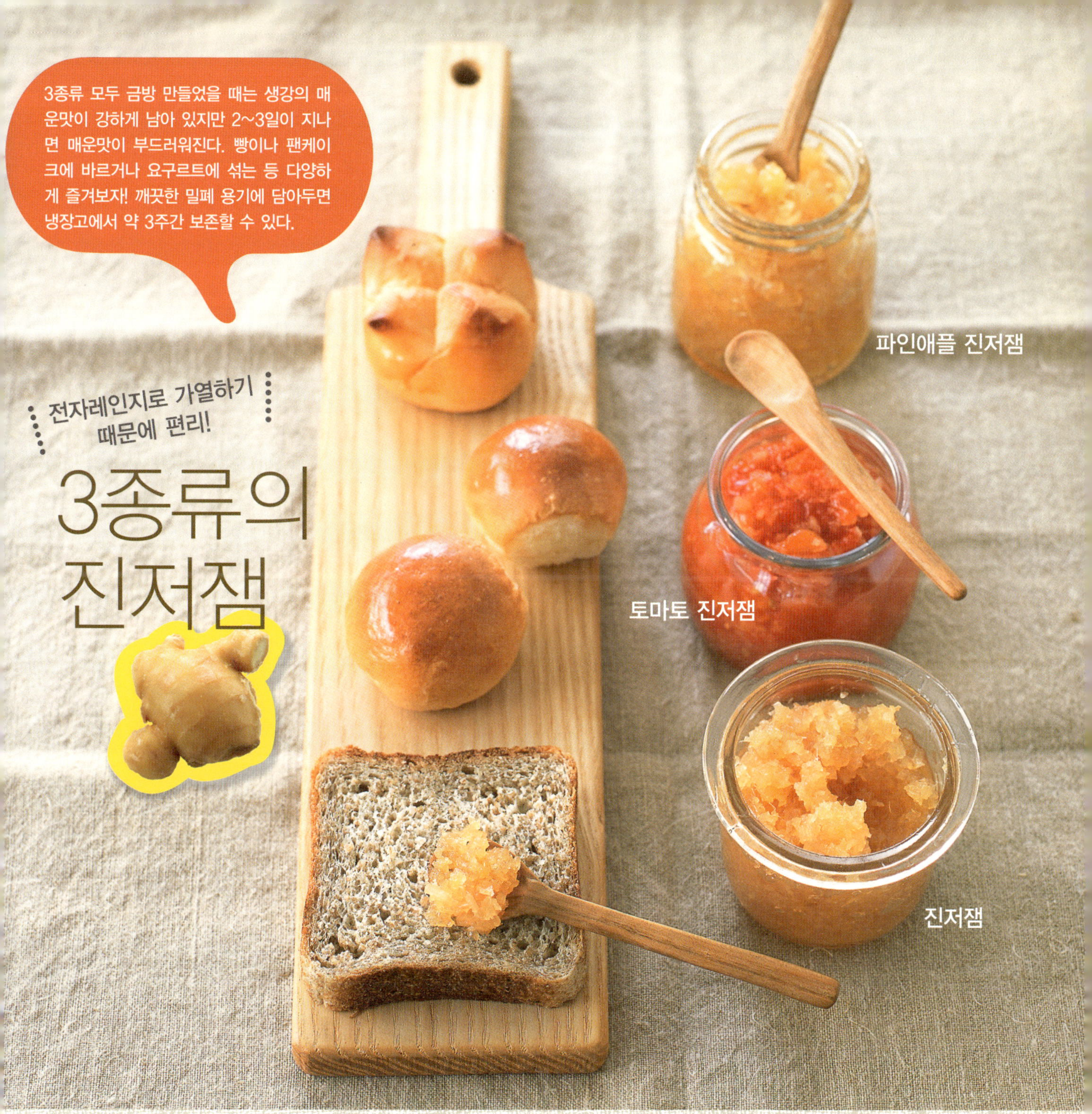

진저잼

재료(약 100㎖ 분량)

생강	100g	꿀	2큰술
설탕	60g	레몬즙	1큰술

1. 생강은 아주 얇게 썬다. 작은 냄비에 담아 물을 넉넉히 붓고 중불에 끓인다. 2분 정도 끓인 후 소쿠리에 담아 물기를 뺀다. 열기가 식으면 다져 설탕, 꿀, 레몬즙, 물 1큰술과 함께 내열 볼에 넣고 잘 섞는다.

2. 전자레인지에서 5분 정도 가열한다. 뜨거우므로 조심해서 꺼낸다. 거품을 걷어내고 잘 섞은 다음 다시 한 번 2~3분 가열한다(1작은술에 19kcal).

바닐라 아이스크림에도 잘 어울린다

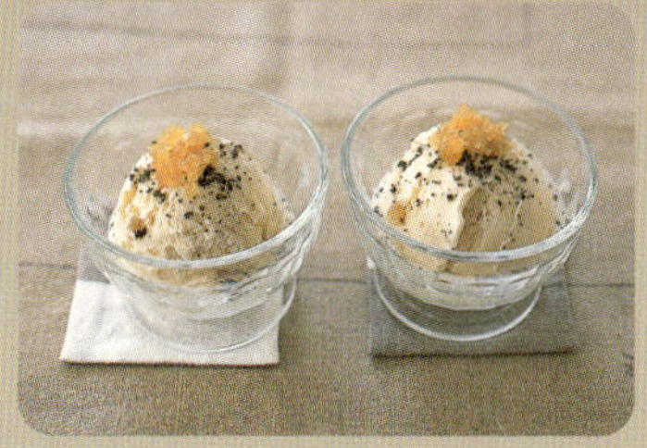

잼을 사용한 간식으로 추천할 만하다. 아이스크림에 토핑만 하면 된다. 생강의 칼칼함으로 아이스크림의 단맛이 깔끔해지고, 당도가 조절되어 어른의 입맛에 맞는 디저트로 즐길 수 있다. 여기에 흑임자나 시나몬파우더를 뿌려 먹으면 좋다.

체온을 올려 면역력을 높인다!

맵 생강 생활

초판 1쇄 인쇄 2013년 3월 15일
초판 1쇄 발행 2013년 3월 20일

엮은이 오렌지페이퍼
옮긴이 이명희
감　수 히라야나기 가나메
펴낸이 명혜정
펴낸곳 도서출판 이아소

디자인 김은희

등록번호 제311-2004-00014호
등록일자 2004년 4월 22일
주소 121-841 서울시 마포구 서교동 487 대우미래사랑 1012호
전화 (02)337-0446 **팩스** (02)337-0402

책값은 뒤표지에 있습니다.
ISBN 978-89-92131-67-4 13510

도서출판 이아소는 독자 여러분의 의견을 소중하게 생각합니다.
E-mail: iasobook@gmail.com